U0199485

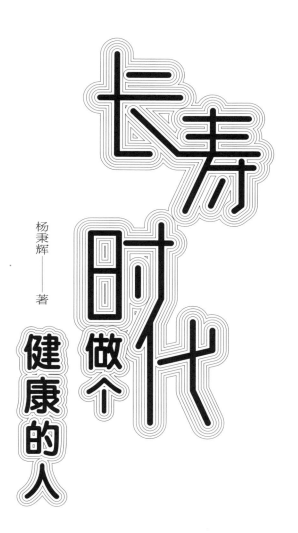

长寿时代
做个健康的人

杨秉辉——著

人民卫生出版社
·北京·

版权所有，侵权必究！

图书在版编目（CIP）数据

长寿时代 做个健康的人 / 杨秉辉著 . 一北京：
人民卫生出版社，2022.3（2023.1 重印）
ISBN 978-7-117-32320-8

Ⅰ. ①长… Ⅱ. ①杨… Ⅲ. ①长寿 - 保健 - 基本知识
Ⅳ. ①R161.7

中国版本图书馆 CIP 数据核字（2021）第 231165 号

长寿时代 做个健康的人
Changshou Shidai Zuo Ge Jiankang de Ren

策划编辑	周 宁
责任编辑	周 宁 吴 明
书籍设计	尹 岩 林海波
著 者	杨秉辉
出版发行	人民卫生出版社（中继线 010-59780011）
地 址	北京市朝阳区潘家园南里 19 号
邮 编	100021
印 刷	北京顶佳世纪印刷有限公司
经 销	新华书店
开 本	889×1194 1/32 印张：8.5
字 数	156 千字
版 次	2022 年 3 月第 1 版
印 次	2023 年 1 月第 3 次印刷
标准书号	ISBN 978-7-117-32320-8
定 价	59.00 元

E - mail pmph @ pmph.com
购书热线 010-59787592 010-59787584 010-65264830
打击盗版举报电话:010-59787491 E-mail:WQ @ pmph.com
质量问题联系电话:010-59787234 E-mail:zhiliang @ pmph.com

序言

长寿时代养老人生的思考

钱理群

养老人生的三大原则：三和谐、三宽和顺其自然

梁漱溟先生说过，人活在世界上，就是要处理三大关系：人与自然的关系，人与人的关系，以及人与自己内心的关系。我（或许还有我们这一代人）恰恰就在处理这三大关系上出了问题：在很长时间内，我们都热衷于"与天斗""与地斗""与人斗"，还没完没了地"与自己斗"，进行所谓的"思想改造"。这七斗八斗，就把人与人的关系，和大自然的关系，以及和自己内心的关系，弄得十分紧张、别扭，实际是扭曲了自己的人性与人生。我和老伴经常感慨说，我们这一辈子实在是活得"太苦太累，太虚太

假"了。如果不抓住进入老年这一最后时机，进行弥补，就实在太亏、太窝囊了。这样，我们的"养老人生"就有了一个目标：要恢复人的本性，真心，真性情，取得和自然的关系，和他人的关系，以及自己内心关系的三大和谐，借以调整、完善我们的人性与人生。于是，我就给自己的养老生活作了这样的安排：闭门写作，借以沉潜在历史与内心的深处，将自己的精神世界升华到更广阔、自由的境界；每天在庭院散步，不仅是锻炼身体，更是欣赏草木花石、蓝天浮云的自然美，而且每天都要有新的发现，用摄影记录下自己与自然相遇时的瞬间感悟；同时尽量使自己的人际关系单纯、朴实化。所有这一切的安排，最终要回到自己的内心，追求心灵的宁静、安详。这才是我们所追求的养老人生理想的核心与关键。

我因此想起了80年代所倡导的"三宽"，我们的生活与内心都应该"宽松"，对周围和世界的一切，对自己都要"宽容"，更要以"宽厚"待之。有了这三宽，就可以避免一切不必要的矛盾与冲突，我们的晚年也就进入了一个宽阔、自由的天地。

老年人遇到的最大也是最后的难题，自然是如何面对"老、病、死"的问题，这是不必回避的。我自己也是因为老伴的患病、远行而和老伴一起作了严肃与艰难的思考。我们认为，这是每一个人迟早要面对的人生课题，不必消极回避，也不必紧张恐惧，要"看透生死，顺其自然"。患了病，哪怕是重病，也应积极治疗；但一旦患了不治之症，就不必勉强治疗，不求延长活命的时间，只求减少疼痛，有尊严地走完人生最后一段路：我们不选择"好死不如赖活"的传统哲学，而选择"赖活不如好死"。我们一辈子都追求人生的意义，这就要一追到底，至死也要争取生命的质量。

隔离中的浮想

2020 年疫情突发，并被封闭在养老院里，长期与世隔绝，处于完全无助的状态。对此，我们没有任何思想准备。万万没有想到，老了老了还会遇到这样一场"大灾大难"：国家、世界的灾难，也是我们自己的灾难。开始时真像生了一场大病，恐惧、无奈、焦虑、不安。

但八十年的人生经验告诉我，绝不能为这样的焦虑所支配、压倒，一定要跳出来。于是，就冷静下来思考。疫情灾难让我终于看清，自己此后余生将面临一个历史大变动，以至动荡的年代，一切都还只是开始。想到这里，我突然意识到，自己的，或者我们这一代的"养老人生"将遭遇前所未有的挑战：所谓"养老"，就是要取得生活、生命的稳定和安详。那么，如何"在时代的纷乱和个人的稳定之间，构成一种矛盾与张力"，怎样"在动荡的年代，获得一份精神的充裕和从容"，就是"养老人生"的一大课题及难题，一旦处理好了，就会成为人生一大艺术和创造。这本身就很有诱惑力。

我想起了中国现代作家沈从文的一句话：要"在变动中求不变"。还想起被鲁迅誉为"中国最杰出的现代诗人"的冯至，他在二次世界大战的战乱中寻求不变的本质，在一切化为乌有的时代寻求不能化为乌有的永恒，终于有了两大发现：一是"千年不变的古老中国土地上延续的日常生活"，二是"平凡的原野上，一棵树的姿态，一株草的生长，一只鸟的飞翔，这里面含有永恒的无限的美"。想到这里，我突然有一种恍然大悟的感觉。

这次疫情灾难最引人注目之处，就是疫情对老百姓日常生活的破坏、干扰、打击，以及普通人的坚守。正是这一次自然瘟疫肆虐，促使我们懂得并且开始思考平日见怪不怪的日常生活对人自身的意义，不可或缺的永恒价值，由此获得"一切都要过去，生活仍将继续"的信念。

老年人的生活自有特点，它是一种"休闲生活"。而"休闲生活"的意义，正是在这次疫情中被发现，引发思考与讨论的一个重要话题。在古希腊哲学家亚里士多德那里，人的休闲是终身的，而不是指一个短暂的时段，是"真、善、美的组成部分，是人们追求的目标，是哲学、艺术和科学诞生的基本前提之一"。亚里士多德还把"休闲"与"幸福"联系起来，认为休闲是维持幸福的前提。在我的感觉里，这就把我们养老院的休闲生活一下子"照亮"了：这是一个"充实精神家园，丰富内心生活，追求生命意义，提升人生境界，践行人生智慧，达到自我完善"的大好时机，是自我生命的最佳阶段。因此，要提倡"健康的休闲生活"，其中有两个关键，一是追求养老休闲生活的"创造性，多样性，个性化"，二是突出和强调"兴趣"。每个人完全可以按照"兴之所至"，或唱歌、听音乐；或跳舞、打拳、游泳；或作手工劳动、田间耕作；或看书、看电影；或闭门写作……，自由自在地过"属于自己的生活"。其实，这也是对人的潜能的发挥，人生、人性的调整。在我看来，人的欲望，人生旨趣，自我期待从来就是多面的，体现了人性的丰富性，人的生命发展的多种可能性；但在现实人生里，实现的只是极少部分，我们活得十分被动，经常处于受压抑的状态，甚至阴差阳错走了与自己期待不同的人生之路。因此，我们晚年回顾自己的一生时，总会觉得有许多遗憾。我们当然不可能"重走人生路"，但借这样的完全由自己支配的养老休闲生活，做一些力所能及的调整和弥补，却是可以的。这也算是我这样的不可救药的理想主义者晚年生活的最后一个理想吧。

而且还有一个理想的生命状态，就是"和自然对话"，追求另一种生命的永恒。"大自然"也是我们这一代匆忙人生中不幸被错过了的"友人"。不能善待大自然更是我们最大的历史错误和终生遗憾。这一次病疫灾难就是一次无情的"报复"，它以最尖锐的形式向每一个国家、民族，也向我们每一个人提出了"如何处理人与自然关系"的问题，它真正关系到我们的"未来"。它也给我们的养老人生提出了一个全新的生命课题：如何从大自然那里吸取晚年生命的滋养与乐趣。醒悟到这一点，我每天在园子里的散步，就获得了一种新的意义：我不仅要在大自然环境下锻炼身体，更要以婴儿的心态与眼光，去重新发现大自然之美。我最喜欢的，就是仰望蓝天，"那么一种透亮的、饱满的、仿佛要溢出的、让你沉醉、刻骨铭心的'蓝'！"还有对"寂静之美"的感悟："它无声，却并非停滞，自有生命的流动：树叶在微风中伸展，花蕊在吸取阳光，草丛间飞虫在舞动，更有人的思想的跳跃。"因此，每次散步回来，我的心就沉静下来，并且有一种"新生"的感觉。

我更沉浸在第三种"永恒"之中，这就是历史的永恒。这是我最为倾心、投入的：通过自己的思想史、精神史的研究与写作，潜入现实与历史的深处，自己也就超越了现实的时空，进入无限广阔的空间，永恒的时间，这其间的自由和乐趣，不足与外人道，只有独自享受：这真是人生的最大幸福，最好归宿。

这样，我就从日常生活、大自然和历史这三大永恒里，找到了养老生活的新动力、新目标，内心变得踏实而从容，进入了生命的沉思状态。

养老本身是一项事业

还有一个领域，值得有兴趣、有能力的老人去开拓、创造，甚至成为自己的"新职业"，这就是"养老业"。养老本身就是一种"事业"：它不仅是经营，更是知识和文化。在今天这个"知识经济，知识社会"就更是如此。在养老院初建规模以后，就应该把创立"养老科学"提到议事日程上，它包括了养老经济学、养老管理学、养老社会学、养老伦理学、养老心理学、养老医学、养老音乐、养老文学、养老运动学、养老哲学等等极为广阔的领域。它当然需要有一支专业队伍，但我们这些老年人，也应该成为其中不可或缺的成员，也可以算是"志愿者"吧。而且我们也自有优势：不仅有切实的体会，实际的要求，而且我们的专业知识和经验，更是建立多学科的养老学所急需的知识财富。在这方面，还有许多组织工作要做。我们自己也可以在不同程度参与创建养老学中获得生命的新意义、新价值。

杨秉辉教授的新著《长寿时代　做个健康的人》，是养老医学、养老心理学的普及读物，也可算是养老业的一个重要组成部分吧。这本书从身体健康、心理健康和处世能力三个方面论述了老年人如何保持健康的话题，非常具有指导意义和实用性。因此，我很乐意以我对养老人生的思考，作为这本书的代序。

2021 年 10 月 26 日

自序

健康是人人都需要的，古代的人为健康长寿求神拜佛，近代的人以为营养丰富即能健康。可惜神佛不能给人带来健康，营养过剩反而损害健康。时至今日，现代科学阐明：健康与遗传及环境因素相关，其实除了明显的遗传性疾病或对某些因素的遗传易感性等外，对大多数人而言，影响健康的是环境因素。环境因素是指除遗传因素以外的一切外在因素，包括生产、生活对环境的污染等，还包括社会环境、医疗条件等，但正如世界卫生组织所指出的那样：影响人们生命健康更重要的是生活方式。

人的生活方式是在其成长过程中逐步形成的。对一个成年人而言，少说也固化了一二十年，改变不易。这当然要看改什么，从吃粗粮到吃细粮、从吃菜到吃肉大概容易改些，反之则困难些。人的生活方式包括饮食、嗜好、运动等各方面，而这些又受到思想方法的制约。

总体上说：在饮食上美味比非美味容易让人接受；在行为上潇洒总比严肃容易让人仿效，休闲总比需要费力的劳作容易让人选择。这是人的本性使然，并无可非议。不过，科学研究发现：美食常因脂肪含量过高，多食易致脂代谢紊乱而易引发动脉粥样硬化乃致心脑血管病；美食增人食欲，摄入大于消耗易致肥胖、糖尿病；貌似潇洒的烟酒嗜好与癌症关系密切，对心血管与呼吸道的健康亦大为不利；缺少体力活动或体育运动固属安适，但日久必致体力衰退、心肺功能减弱，也易引发糖尿病等等。故世界卫生组织强调欲达健康长寿之目的，需有"合理饮食、戒烟限酒、适当运动、心理平衡"之健康生活方式。

多年来，我国健康教育之主体内容即是努力推进上述的健康生活方式，应该说医务、传媒等各方面都很努力，民众对健康生活行为的了解亦与日俱增，我国民众平均预期寿命延长、平均健康寿命的延长，其中应也包括健康教育的贡献。

不过，与此同时亦应看到事情的另一方面，我国民众的健康素养还有待提高。这在经济、文化欠发达的地区和在经济、文化尚待改善的人群中较为明显，健康教育还有待进一步加强。另外一个难题是，知道这些健康科普知识，但不愿认真去做的也大有人在。这其中又包括两种情况：一是知道、但未必相信。这是因为如今信息渠道丰富，健康信息尤为芜杂，你说需要控制脂肪饮食，他说美国已经不再限制胆固醇；你说吸烟有害健康，他说吸烟日久身体已与尼古丁达成平衡；你说需要运动，他说龟不运动也长寿等，让人莫衷一是，自然不会将健康的知识化为行动，践行健康的生活行为了。这一问题近来有关方面充分关注，建立了专家辟谣平台，将正确的健康知识普及给广大民众。

另一种情况是，知道并也相信若能努力实行必定有益健康，但是并不认真实行，是因为敌不过美食的诱惑、抗不了戒烟时的不适、下不了坚持运动的决心，也就是人们常说的毅力不够。这一类情况其实也还不能完全怪罪当事人没有毅力，我以为我们健康教育的方法与内容也应该改进，还应该将健康教育的内容向实践推进，比如针对这类人群我们是否可以推荐低脂而美味的食物与烹调的方法，我们是否可以介绍一些减少戒烟反应的方法或药物，我们是否可以组织一些有趣味的体育活动，逐步培养人们对运动的兴趣等。

既然健康是人人都需要的，那么健康教育一定会受民众欢迎，也一定是能发挥作用。关键是对民众健康教育需要深化，有针对性，也需要创新。

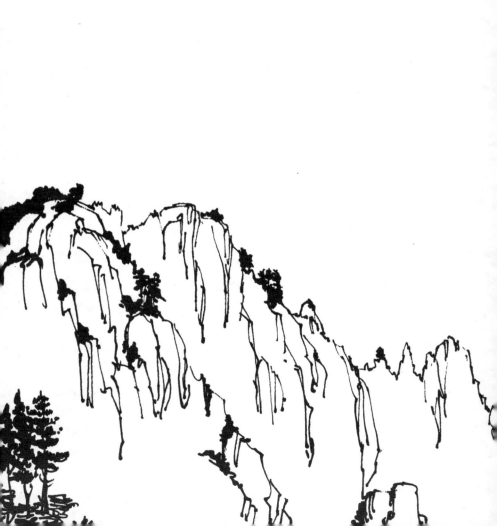

目录

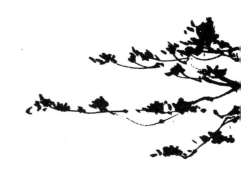

上篇
长寿时代的健康理念

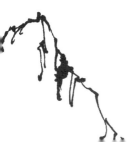

中篇

当我们讨论健康时　我们谈论的话题

心

脑

血

管

癌

症

糖
尿
病

慢 阻 肺

慢性肾病

尿 酸

阿 尔 茨
海 默 病

脂 肪 与
肥 胖

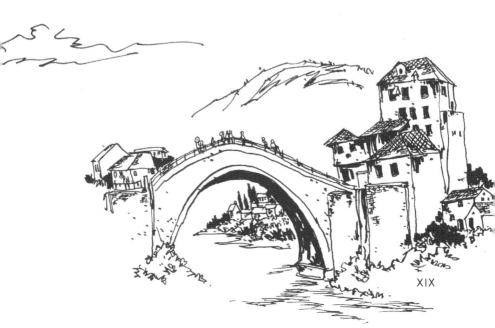

下篇
健康的生活行为

运 动 乃
良 医

分 餐

饮 食 当
重 视

老 年 人
要 谨 防

老 生
新 谈

精神健康
社会适应

科学精神
助你健康

自　　说
自　　画

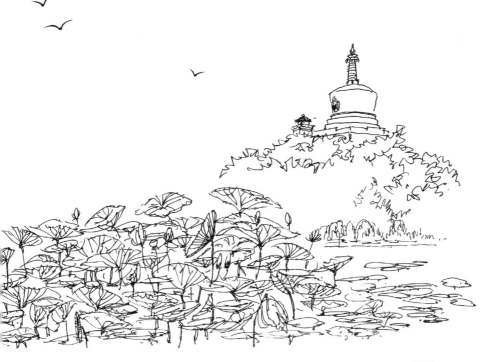

上篇

——

长寿时代的
健康理念

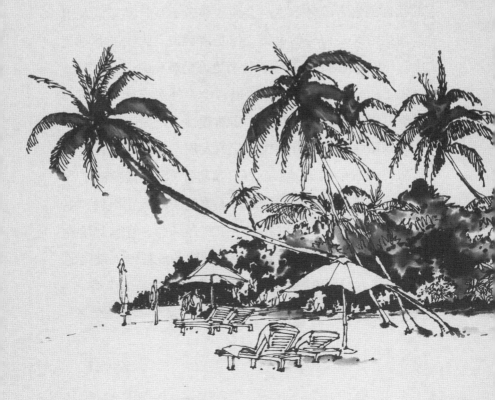

自己的健康自己负责

　　应该没有人喜欢生病，有某种心理障碍或是有某些特定的社会因素者除外。生病会使人痛苦不适，甚至危及生命，而生命又是何等的可贵。但是俗话说"人吃五谷难免生灾"，也就是说人生在世，生病也许是难免的。

　　生了病只好寻医问药，所以古今中外医疗这个行业长盛不衰。但人是理性的动物，当然理性最好是不生病，不生病即预防疾病。随着现代医学的发展，免疫疗法在疾病的预防方面曾经大放异彩。打"预防针"，确实控制了许多传染病的流行，曾经严重危害人类健康的天花因种"牛痘"的普及而被消灭。世界卫生组织还认为，脊髓灰质炎将因普遍使用疫苗而绝迹。在免疫预防的成就给人鼓舞的同时，也让人们期望通过打针、吃药来预防所有的疾病。

　　随着经济的发展、科学的进步以及人类寿命的延长，人类的疾病谱也发生了显著的变化，危害人们生命健康的主要疾病不再是传染病和营养不良，而是慢性非传染性疾病和与年龄增长相关的退行性疾病。我国有关部门调查了我国居民的死因，仅心脑血管病、癌症、慢性呼吸道疾病与糖尿病这4项即占了85%。这些慢性病当然可治，而且治疗的效果也在不断地提高，但是，无庸讳言，这"死因统计"说明了治疗的效果仍是不尽人意。因此，预防这类疾病刻不容缓。

传染病之所以能较为满意的预防，是因为人们已经明确了它的病原体、传播的途径和感染者因缺少免疫力而发病，因此消灭病原体、切断传播途径、增强易感人群的免疫力，便可预防疾病。而如今的慢性病应如何预防呢？近代的分子生物学研究发现，许多慢性病的发生与基因相关，基因的缺陷与生俱来，至少目前在技术上、伦理上尚无力纠正。不过幸而此类慢性病并非一般意义上的遗传性疾病，遗传在这类疾病中起的作用多是让人们对此类疾病的致病因素"易感"罢了。那么，"此类疾病的致病因素"在哪里？让人们始料未及的是：源头竟是在人们的生活中。所以，这些疾病甚至被称为"生活方式病"，并非危言耸听。

要预防此类慢性病，便应该努力改善人们的生活行为。无数的事实证明：过量的脂肪饮食与动脉粥样硬化有关，与某些癌症有关；盐摄入过多与高血压有关，也与某些癌症有关；摄入的能量过多又缺少运动与糖尿病有关；吸烟与癌症、心脑血管病、慢性呼吸道疾病都有明确的关系……所以正如习近平总书记在党的十九大报告中所指出的：应该倡导健康文明的生活方式。可以这么说：健康文明的生活方式便是预防慢性病的最好"疫苗"。

人的健康和长寿与遗传因素、社会、环境、医疗卫生服务及人的生活方式相关，而且主要是与生活方式相关。其实社会、环境、医疗卫生服务诸项是公共的，虽然也人人有责，但终非一己之力所能完全左右。遗传因素倒是自身的，但是，是爹妈给的，自己无从选择。唯独这"生活方式"，才是自己可以完全掌控的，而它在人的健康诸要素中又占绝对大的份额。理性之人岂能不加重视？

中国防治慢性病中长期规划明确指出：要倡导"每个人都是自己健康的第一责任人"的理念。建立健康的生活方式、追求健康，应该是每个人对自己、对家庭，更是对国家、对社会应尽之责。

既然每个人都是自己健康的第一责任人，那么：我们应不应该关注自己（和家人）的饮食是否合理？若有烟酒嗜好，是不是准备戒除？是否准备做些适合的体力活动或体育锻炼，并将其持之以恒？是否应关注自己的体重、腰围、血压、血脂、血糖乃至血尿酸？身体若有异常或不适，打算如何处置或治疗？

打个比方、开个玩笑：皮夹子是你自己的，里面的钱比别人少，责任不在银行；皮夹子弄丢了，责任不在警察。自己的皮夹子自己负责，自己的健康当然自己负责。

这也是天赋之权

生物体都有生命，人为万物之灵，对生命自然更加看重。生命有数量、有质量。数量好理解：活了多久。质量就复杂点了："生命诚可贵，爱情价更高；若为自由故，两者皆可抛。"这里说的是社会学意义上的质量，一个人将他的一生奉献给国家、奉献给社会，促进了国家的发展、社会的进步，他的生命当然是有质量的。从生物学的角度来看，健康便是生命质量的体现。在这个意义上，健康与长寿便是生命的质量和数量。

人，没有不要健康和长寿的。人究竟能活多久？有各种各样的说法：有细胞学家发现，老鼠的细胞在体外培养能分裂约 12 次，其寿命约为 3 年；海龟的细胞能分裂 72 ~ 114 次，寿命约 200 年；人的细胞约能分裂 50 次，因此推算人的自然寿命大约为 120 岁。

细胞的每次分裂都会使得细胞内的遗传物质染色体两端的"端粒"缩短，短到一定的程度这细胞就不可能再分裂了，细胞归于凋亡，这生物体的寿命也便终结。不过这是细胞体外培养的情况，或许不足为训。

动物学家发现，哺乳动物的寿命是其成熟期的 6 ~ 7 倍，人以 18 岁为成熟期，则寿命应为 108 ~ 126 岁，或者说应为发育期的 8 倍。人的青春发育期在 15 岁左右，则推算人的自然寿命大约应有 120 岁。事实上无论中外，有较为准确记录的长寿老人也多在 120 岁左右。

不过，这是指的自然寿命，即可期望达到的寿命。人的一生必定有许多疾病、损伤或意外的因素会折损寿命。世界卫生组织提出过一个要将 70 岁前因慢性病而"过早死亡"的人数减少 1/3 的奋斗目标。所以尽管如今科技发达、医学进步，但人均期望寿命超过 80 岁的国家并不多。众所周知：中华人民共和国成立时我国民众的平均期望寿命为 35 岁，如今已经提高到 76 岁。我国政府制定的《"健康中国 2030"规划纲要》明确指出希望将人均期望寿命再提高两岁，到 78 岁。上海市人民政府公布的上海市民的平均期望寿命是 84 岁，已经进入世界前茅的行列。在我国健康教育领域里已经有"活到 90 岁以上应成常态的说法。"

说到健康，世界卫生组织给出的定义是：躯体上、精神上与社会适应上的完好状态，而不是没病或虚弱。这个定义很明确，健康有身体的、精神的与社会的三个层次。

不过这个定义似乎也比较空泛，所以世界卫生组织也曾经提出过一个"10 条健康标准"：精力充沛能应付工作、学习的压力；处世乐观、积极、乐于承担责任；睡眠好；能适应环境的变化；对感冒等传染病有抵抗力；体重适中、身材匀称、动作协调；眼睛明亮不发炎；牙齿清洁无牙病；头发光泽无头屑；肌肉皮肤有弹性、走路轻松。这个标准很是具体，但似乎又太琐碎一些。所以后来又有了一个修正的提法，共有三点：一是躯体健康，包括吃得快（不是提倡吃得快，而是表示食欲旺盛之意）、走得快、说得快（表示思维敏捷）、睡得快（入睡快之意）、大便快（排泄顺畅）；二是心理健康，包括性情温和、性格开朗、意志坚强、豁达乐观；三是处世能力好，包括思维客观、自控力强、人际关系好。这样一来是把健康说得再明确不过了。

不过，这个说法也是十分理想化。如今我国已经进入老龄化的社会，对老年人而言，他们事实上很难"百病不沾"，至少，一些生理功能退化引起的"退行性疾病"如：骨关节炎、骨质疏松、肌少症、前列腺肥大、白内障、重听等也是难免的，对老年人的健康要求是什么呢？

2020 年 9 月中国老年学会和老年医学学会提出老年人健康长寿的核心标志是："高寿加上自理能力"。高寿即长寿，但若生活已经不能自理，自然不是健康的长寿的老人。自理能力除了自理生活外，还应包括自主决定。"自主决定"反映了一个老人的智力、心理状况和协调状态的良好。此外，健康的老人还应该自强、自尊。"自强"不是不切实际的争强好胜，而应该是一种积极的生活态度。有少数老年人认为自己已经老了，不再积极参与社会生活，也不愿意学习新的知识，饮食十分随意，甚至应该做手术的白内障、应该装配的义齿、佩戴的助听器也不考虑了，这些都明显地影响了健康，所以积极的生活态度有利于健康长寿。一个老年人，对国家、对社会，至少对家庭都曾有过贡献，这是对老年人应该尊重的理由。但"自尊"不是妄自尊大，而应该是一种律己的表现，一个慈祥、谦逊的老人必定受人尊敬。所以自强、自尊，便是老年人与社会的融洽，也就是世界卫生组织在关于健康定义中所述的"社会适应良好"的状态。老年学会的专家共识中，将高寿、自理、自主、自强、自尊并列为健康长寿老人应具备的五个基本特征，是有道理的。

文艺复兴时期法国人文主义思想家蒙田说过："健康乃是自然可以给予人类最公平、最珍贵的礼物。"人，无论贫富、贵贱，都可以得到这份珍贵的礼物，健康长寿可以属于每一个人。但是需要人们孜孜以求地去努力争取，方能获得。

我国政府制定的《中国防治慢性病中长期规划（2017—2025）》中明确提出：每个人都是自己健康的第一责任人。这就进一步地阐明了健康与长寿不仅是天赋之权，争取健康长寿更是每一个人的责任。

世界卫生组织明确指出：人的健康长寿与遗传有关，也与环境，包括社会环境、自然环境、医疗条件有关，但主要的是取决于他的生活方式。

莎士比亚说：我们的身体好比是一座花园，我们的意志便是园丁，让这花园百花齐放还是荒芜，全在于这园丁。

《维多利亚宣言》：健康的基石

"健康基石"有 4 大项

1992 年世界卫生组织曾在加拿大的维多利亚召开世界卫生大会，大会的主题是"促进人们奉行健康的生活行为、争取健康"。会后发布了《维多利亚宣言》，这个文件的主要内容是：人们的健康与长寿虽然与遗传因素、社会条件、自然环境、医疗水平等有关，但更重要的是与人们的生活行为密切相关。生活行为内容繁多，文件中着重指出了 4 个方面，我国的译文表述为：合理饮食、戒烟限酒、适当运动、心理平衡。在我国健康教育领域中，专家们又将这 4 项称为"健康基石"，犹言健康是一座大厦，而欲造就这座大厦，需得打好这 4 个方面的基础。

《维多利亚宣言》是世界卫生组织向全球发布的，可以说是"放之四海皆准"，当然也包括我们中国在内。不过越是广泛适用也就越难精准，比如有的国家连年饥荒，"合理饮食"对他们而言，恐怕首先是解决"吃饱"的问题；有的国家连年战乱，民众终日流离失所，衣食住行都成问题，适当运动或不重要等。此为其一。其二，这4项"健康基石"对不同的人群来说，也应有不同的侧重、不同的要求，方能更加切实可行。

我国民众的饮食虽说主要来源于自然界的动植物，可谓绿色食品，不过现时普遍脂肪摄入过多。世界卫生组织要求控制由脂肪提供的能量占摄入总能量的30%以下，而我国民众则多已超过35%。突出的表现是烹调用油过多。由国家卫生部门发布的《中国居民膳食指南（2016）》指出，每人每日烹调用油应限制于25～30克，实则一般居民皆用到40克以上，经济发达地区则更高达60克以上。高脂肪的摄入是动脉粥样硬化以致引发心脑血管病的元凶。一些癌症，如大肠癌、乳腺癌、胰腺癌等皆与之有关，甚至胆结石、脂肪肝等亦与之相关。盐摄入过多则是我们饮食的另一大问题。因盐摄入过多则易引发高血压病与胃病，甚至食管癌与胃癌。《中国居民膳食指南（2016）》指出，盐的摄入每人每日应控制在6克以下，而一般居民则皆在10克以上，北方一些地区的居民甚至超过15克！一些民众较少摄入新鲜蔬菜与水果，缺钙较为普遍，缺铁亦为数不少等，皆是民众饮食中需待改善的问题。

我国烟民高达3.5亿之多，被动吸烟者甚至达5亿多人。吸烟与诸多癌症有关，此事已有定论。近年我国肺癌发病率飙升，已跃居我国癌症发病率之首。其实，吸烟亦与动脉硬化、心脑血管病的发生相关，更是我国大量"慢阻肺"（慢性阻塞性肺病，包括：老年慢性支气管炎、肺气肿、哮喘、肺源性心脏病等）的病因。

随着经济的发展、人际交往频繁，喝酒已经成为主要的交际形式。据调查，在成年男性中，嗜酒者已占 16.8%。缺少运动，又过量饮食，于是就易肥胖。肥胖又会促成高血压、高血糖、高血脂（应称脂代谢紊乱）——"三高"，结果堪忧。

我们常以古代的"五禽戏"（一种拳操运动）等运动自豪，但今日能坚持运动的，特别在中青年人中，能有几何？

一些人性格偏内向型，就是嘴上不说却心里不快，尤其在如今社会变革、经济发展的大潮中，很难事事尽如人意，于是或则抑郁成疾或则行为极端……

"老年版"的健康基石

　　老年人在健康问题上应属特殊人群，因为他们大多有生理功能的衰退，多数人还有些慢性疾病缠身，那么对老年人群，这4项"健康基石"应该如何准确地理解呢？

　　老年人的饮食怎样才算合理？"合理饮食"通常的表述为：低脂、低盐，吃饭七分饱，多吃新鲜蔬菜、水果等。这样的说法对老年人来说亦是合理的。不过在现实生活中有些老人误以为控制脂肪的摄入便是不吃肉类食品，甚至不吃荤菜。其实，恩格斯在《自然辩证法》一书中说过：生命便是蛋白质存在的形式。老年人和年轻人一样都需要蛋白质来维护身体的新陈代谢，尽管植物性食品中亦含有蛋白质，有的含量甚至相当丰富，但老年人的消化吸收能力减弱，因此更需要摄入一定量的"优质蛋白质"才好。不同的蛋白质由不同品种和数量的氨基酸构成，所谓

"优质蛋白"即其所含的氨基酸为人体新陈代谢所必需，并易为人体吸收利用的蛋白质。在这个意义上讲，动物性蛋白优于植物蛋白。而且有些营养成分如维生素 B_{12} 等主要存在于动物性食品中。因此，强调老年人应摄入适当的动物性蛋白质，如牛奶、鸡蛋、鱼及家禽等，纯素食不利于健康。

蔬菜、水果的摄入亦需强调，蔬菜、水果中含有丰富的维生素、矿物质、纤维素，都是人体不可缺少的营养物质。有的老年人以为水果多甜味，不愿多食，怕引起糖尿病。其实，若已患糖尿病者固应对水果的摄入有所控制，若无糖尿病，因食用水果无需烹调加工，其营养成分保存完好，故老年人适当吃些水果绝对有益健康，毋需顾虑引发糖尿病的问题。

老年人同样需要"戒烟限酒"。"戒烟限酒"的提法对老年人同样适用，烟酒作为一种嗜好，在一些老年人中由来已久，戒除更需毅力，但毅力来自认识。有些老年人认为自己吸烟多年，烟与人体已达成平衡，戒烟"打破平衡"反于健康不利，此说在一些嗜烟者中颇有市场。实际这种"平衡"只是暂时的现象，随着"烟毒"的加深，这平衡终将失去。又有人听说"吸烟之害要 16 年才能消除"，觉得自己年纪大了，戒不戒烟也无所谓了。其实"16 年"一说是指戒烟后与吸烟相关疾病的发病率需经过 16 年才降至与不吸烟者完全相同，说明吸烟之害的深远。事实上，戒烟之后烟雾中的毒素对健康形成的危害是逐步减轻的，许多戒烟者明确感到停止吸烟后两三天，气管中的痰便会减少，四五天后便觉呼吸轻快，并非要等16年后才开始生效。中国控烟协会提出的口号中就曾有"戒烟永远都不晚"，这个说法是有道理的。戒烟的过程中会有一定的不适，也可以寻求医药的帮助，目前各大医院多设有"戒烟门诊"，并可提供一些有助于减轻戒烟过程中种种不适的药物。当然，戒烟主要还是要靠毅力，如果实在戒不了，那么，至少要尽量少吸烟——这仅是对老年人的权宜之计。

饮酒有害健康，有些老年人有每日小酌的习惯，如今学术界对"少量"饮酒的看法，不只是指量少，还应该包括"偶尔"，每日饮酒者帕金森病、阿尔茨海默病等神经系统疾病发病率增高，老年人不可不察。

"适当运动"对老年人来说还包含主动、经常之意。"适当运动"对老年人来说至关重要。老年人由于体力衰弱或患有些慢性疾病，因而常常对运动一事觉得无从入手或多有顾虑。其实体力衰弱正是需要适当运动的理由，有些慢性疾病，只要病情稳定，适当运动也是促进康复之法。老人运动"适当"二字最为重要。适当是指不过于剧烈，自是不言而喻，但"适当"亦包含主动、经常之意。

对老年人之体育运动通常提倡全身性的、缓和的"有氧运动"，如走路、广播操、太极拳之类，不过近年亦提倡适当增加些"对抗性运动"，即增强肌肉力量的锻炼，以预防"肌少症"而维护老年人的活动能力。此外，关于老年人的体育锻炼需提醒两点：一是时间上不宜在清晨。"闻鸡起舞"只是古人励志的说法而已，老年人多患有高血压，高血压又多有"晨峰"现象，即早晨血压最高，故老年人锻炼宜避开此时，而以上午11时、下午4时前后为宜；二是老年人体育锻炼除盛夏烈日外，宜在阳光下进行，在紫外线的照射下，人体可以自行合成维生素D。维生素D不仅有利于钙的吸收，预防骨质疏松，研究还证明维生素D的缺乏还与脂肪代谢的紊乱、动脉粥样硬化的发生有关。

当然，对老年人提倡适当运动，还包括避免运动伤害，如扭伤、碰破、跌倒之类。

"心理平衡"，跟上时代的步伐。"心理平衡"的基础是正确的人生观、世界观、价值观。对老年人而言，人生观、世界观都已成熟。不过步入老年之后在社会生活、家庭生活中的地位和角色都会有所变化，心理状况难免会受影响，老年人应该顺应、接受这一转变。通过不断地学习，跟上时代的步伐，淡泊名利、宽容大度，正确认识自己，过好自己的每一天。如果还有余力，做点有益社会、哪怕只是有益家人之事也好，"助人为乐"，助人者一定快乐，那么也一定会心理平衡。

"老"是自然规律，无人能够抗拒。但是生活在如今社会进步、科技昌明时代的老人，努力顺应时代的发展，以科学的生活行为争取健康长寿，是合理的，也是可能的。

据美国国家疾病控制与预防中心测算，美国推进以此项宣言为中心的民众健康教育运动，可望使美国的高血压病减少55%、脑卒中减少75%、糖尿病减少50%、癌症亦可望减少1/3。由于此类严重病症的减少，美国人的预期寿命可望增加10年。他山之石可以攻玉，美国人能做到的，我们也一定可以做到。

文学家们常常感叹人生苦短，增寿10年，而且是没有高血压、糖尿病、脑卒中、癌症的健康10年，何等可贵。

我们需要全科医生

医生是给人看病的，古代的医生凡病都看，并不分科。汉代写《伤寒论》的张仲景并不是传染科的；唐朝著《备急千金要方》的孙思邈也不是急症科的；古希腊的希波克拉底被尊为西方医学的鼻祖，什么病都看；古罗马的宫廷医生盖伦，没听说只看特定的什么病。

欧洲中世纪战事绵绵，有战则必有伤，血要止、骨要接，于是有了外科的雏形。产婆熟悉妇女分娩之事，慢慢地也顺便处理一下妇女的疾病，妇产科有了个开头。只是到了近代，随着科学技术的发展，医学的分科才越来越细。如今的大型医院中不但分出内、外、妇、儿各科，内科又分心脏、呼吸、消化、血液、肾病、风湿、传染、神经诸科；外科又分脑外科、胸外科、泌尿外科、普外科、骨科……更有再进一步分为肝脏内科、胰腺外科的；一张嘴巴里的病也分口内科、口外科、正畸科、黏膜科；医生有只看肝癌的、有专做心脏导管的……专看一类疾病甚至一种疾病，自然容易积累经验，于是形成专家。专家看专科、专病，自然得心应手。病人的病经专家诊治，必定好得快。

不过得有个前提，就是病人生的必须是专家会看的那种病。如果不是，那就麻烦了，专家嘛，只专于一个病或是一类病，不是这个病请这专家看，专家不能拒绝病人，但是看了也不得要领。偏偏人生病却常常有这情况，不但病的早期指向不明，上腹部痛可能是胃病、也可能是胆囊炎，可能是阑尾炎、也可能是心绞痛……即使到了后期，心脏的病可能源于肺，昏迷可能因肝硬化引起。找哪位专家看好？这是说的病，还有不是病的"病"，比如说头痛，几乎是人人都曾有过的体验，对绝大多数人来说，既不是脑炎、也不是脑出血。若不是感冒，则只是紧张或是"不开心"引起的，也就是心理的、社会的因素对健康的影响。CT自然是查不出的，神经专家也未必精于此道。

医学不但分科过细，而且随着科技的发展，医生们越来越重视的是细胞、细菌、病理、药理……而逐步地远离患者，患者的想法、感受、痛苦……往往被忽视。在一些医生的眼中，病人只是一个疾病的载体，或者只是一个药物反应的试管而已。见物不见人，医生只看"病"不看"病人"了。然而，也正是随着科学技术的发展，社会进步、经济发展、人口结构老龄化、不良生活行为导致疾病谱的改变，大量的老年性、退行性疾病事实上无法治愈，需要的只是持久的医学照顾，大量的慢性非传染性疾病，更需要持续终身的医学照顾。只看病，不看病人的"失人性化"的医疗，自然与之悖论。于是医患之间也尽失和谐。

人是理性的动物，医学的此种表现自然发人深省，医学应如何回到治疗"病人"、甚至照顾人的健康的途径上来？从 20 世纪六七十年代开始，在英、美等发达国家开始了一种新的医学形式，这种医学整合生物医学、行为科学和社会科学的成果为一体，在临床医疗中不强调分科，而关注心理、社会因素对人体疾病与健康的影响。除了治疗疾病外，还关注疾病的预防、病后的康复。而且除了治疗患者外还关注患者的家庭乃至社区的健康问题。所以在许多国家将这种医学称为家庭医学，而从事这种医学工作的医生则称为家庭医生。

家庭医学、家庭医生，实在是一个很温馨的名词。医生可以看一家子人的病，必要时也可上门服务。自然不分科，从爷爷的心脏问题、奶奶的关节炎、儿子工作繁忙缺少运动、儿媳月经不调到小孙子的营养问题——都有关照，有病治病、没病预防，自然大受欢迎。当然若是发现大病、重病，家庭医生也会立即安排转诊，而且他们对各大医院、各位专家熟门熟路，几乎不劳病家费神，家庭医生已经给你约好接受转诊的专家。医生是家庭的医生，日子一久，也就成了一家人的朋友。

随着经济发展，我国民众对医疗卫生服务的需求也明显高涨。中国幅员广阔、人口众多，靠多办大医院来解决民众的医疗保健问题，事实上也不可能。解决的办法是发展这种以关怀、照顾人的疾病和健康为主旨的医学。不过在我国称之为全科医学，因为这样可让民众理解为他们什么病都能看。而且在家庭医学策源地的英国，也一直是称为全科医学、全科医生，即是英国人所称 GP（general practitioner）。

我国政府对发展全科医学大力提倡，不过一般民众由于历史的原因，常常认为什么病都能看的医生，那就是"万金油医生""红药水医生"。万金油、红药水是上个世纪很多家庭的自备良药，许多病都用得上的。换句话说民众对全科医生治大病的能力缺少信任。人们相信专家，当然也是不错的。但是洋地黄只治心脏病、氟尿嘧啶只杀癌细胞。一般的家庭确实不必配备，万金油、红药水倒是能派上用场的，因为毕竟大病少、小病多啊。更何况全科医学、全科医生的这个"全"字，其实还只是一个表象。全科医学为患者、为家庭、为社区提供可亲、可及的全面的、贯彻始终的医学服务，其本质乃是"以人为本"精神的体现，"以人为本"才是全科医学的精髓。

中国的全科医学在发展，中国的全科医生在成长。全科医生是民众的健康守护神，是民众的朋友。

老年人更需要全科医生

专科的医疗模式对于治疗某些特定的疾病是有利的，

但是绝不是社会所需要的医疗服务的全部。社会还需要亲近可及的、能处理常见病多发病的、能关注疾病预防、能动员与协调社会资源帮助患者康复的医务工作者。他们与专科的医疗专家协同作战，共同促进人类的健康。这种活跃在社区的医务工作者，便是全科医生。

老年人生理功能衰退，常有着许多退行性疾病，老年人又常常同时患有多种慢性疾病，"许多"退行性疾病、"多种"慢性疾病集于一身，如果皆由专家诊治，要一一麻烦许多专家还是小事，专家都从自己的专业领域来看老年人的病，即以服药而论，心脏病专家开了3种药、呼吸病专家也开了3种药、内分泌专家与消化病专家也各开了3种药，这12种药同时吃了下去，药物相互作用"不打架才怪"。又如看脂肪肝的专家说要运动，看关节炎的专家说要制动休息，究竟听谁的？专家们都没错，他们治的是"病"。但病是生在人身上的，生病的是人，人是一个整体，生的病也常常相互关联，治病还需统筹考虑。而全科医学恰恰是一个"以人为本"的医学，全科医生的本领便是看"病人"。比如心肌梗死是"病"，当然要请心脏专科医生放支架。支架放好了，这人还是一位心脏病的"病人"，需要继续服药、需要调整饮食、需要帮助戒烟、需要指导适当活动，更需要安慰解除心理上的压力等，这些都更需要全科医生的帮助。所以说"老年人更需要全科医生"，是完全正确的。

国外的家庭医学发展至今已逾半个世纪，事实证明，发展家庭医学、建立家庭医生制度是造福民众之举，在一些发达国家和地区也普遍受到欢迎。如今我国社会进步、经济发展，政府关注民生，大力发展全科医学、培养全科医生，推进分级诊疗制度，提高医疗服务水平，实在也是我国民众之福。

民众需要全科医学服务，老年人更需要全科医生。

努力减少慢性病

前面提到，随着经济发展、医学进步，人类的寿命显著延长。而随着寿命的延长、人类的疾病谱也随之变化，如今威胁人类健康的主要是慢性非传染性疾病。心脑血管病、癌症、慢性呼吸道疾病、糖尿病是世界卫生组织明确指名的"慢性病"。

慢性病多见于年长之人，年龄越大、慢性病的发病率越高。可以说：人类寿命的延长为慢性病的高发创造了条件，但慢性病却又威胁人类健康，甚至影响人类寿命的进一步延长。健康长寿是人们追求的目标，也是社会文明进步的标志。

近年世界卫生组织提出了一个要将慢性病导致的"过早死亡"人数减少 1/3 的奋斗目标。让我们来看看相关的数据：2016 年全世界因慢性病死亡约 4 100 万人，占总死亡人口的 71%，其中 1 500 万发生在 30 ~ 70 岁的人口中，占因慢性病死亡人口数的 36.6%，即 1/3 以上的慢性病患者未活过 70 岁。世界卫生组织将这部分死亡视为"过早死亡"，希望将这部分死亡数减少 1/3。我国 2016 年因慢性病死亡人数约 925 万，占总死亡人数的 89%，这个百分比远高于全球的统计数字；而 30 ~ 70 岁人群慢性病过早死亡占 17%，上海市则为 10.07%，皆明显低于全球水平。

这一高一低如何解读？我以为前者反映了我国慢性病问题严峻（不过，也反映了我国因传染病、营养不良、伤害等原因的致死率低于全球水平），而后者则可能由于我国慢性病患者发病较迟或治疗更有效，即防治工作的成效，使得慢性病患者 80% ~ 90% 皆能活过 70 岁，避免了"过早死亡"。

尽管目前还没有任何一个国家或地区实现了"减少慢性病过早死亡 1/3"这一目标，而我国慢性病"过早死亡"亦明显低于全球水平，但我国人口众多、人口老龄化、慢性病发病率高，各级政府对此仍十分重视：都将减少慢性患者的过早死亡列入了工作目标。

"过早死亡"是一个新的提法，以前至少在政府报告中似未见过。而以 70 岁为界，也不宜机械地理解为 70 岁以后的死亡便是合理……但要减少因患慢性病而"折寿"则是绝对合理的。

要减少慢性病影响人的寿命，根本的措施是预防慢性病的发生。预防慢性病必须从控制慢性病发生的危险因素入手，危险因素包括遗传背景、年龄、生活行为诸方面。虽然遗传背景由父母遗传而来，年龄增长是自然规律，皆是不可控因素，但生活行为却是绝对可以控制的因素，而且这"生活行为"是慢性病发病的主要因素。世界卫生组织在《全球慢性病报告2014》的文件中指出：不合理饮食、吸烟、嗜酒及缺少运动乃是慢性病发病的主要危险因素。

我国民众的饮食总体上来说是过量与不足并存：脂肪与蛋白质的摄入过量，而一些维生素、矿物质的摄入不足。最近一些地区的研究还指出总热量的摄入超标；红肉及加工肉类摄入过多，鱼等水产类的摄入不足；油与盐的摄入超标许多，而蔬菜、水果的摄入十分不足等。不合理的饮食是慢性病发病的重要因素，在某种意义上说甚至是启动因素，过量的饮食与缺少运动必定导致超重或肥胖，而肥胖导致的胰岛素抵抗则是心脑血管病与糖尿病的重要发病因素，而我国如今超重与肥胖率仍在上升。烟酒嗜好是癌症的重要病因，此外，吸烟又是心脑血管病的重要病因之一，更是慢性呼吸道疾病明确无误的致病因素；饮酒损伤胰腺与糖尿病有关。我国的吸烟率近年似稍下降，但控酒尚少意识，所以欲预防慢性病必须加强对这些危险因素的控制。

其实不仅预防慢性病必须控制这些危险因素，即使已经患病，欲取得良好的治疗效果除药物治疗之外，也必须有合理的饮食、戒烟、限酒、适当运动及良好的心态等健康的生活行为。众所周知，此类慢性病并不能彻底治愈，但虽不能治愈却完全可以控制，如能控制良好，患者亦可如正常人一样享其天年。即以我国高血压、高血糖、脂代谢紊乱等"三高"的控制情况而论，控制率虽逐年有所提升，但总体而言，大致上控制的比例不足 1/3，亦即大多数患者的"三高"仍未满意控制。控制"三高"属于基本医疗范畴，无论城乡居民大致可有医疗保障，虽或仍有保障不足的情况，但更多的问题在于患者就医意识不强，对需要坚持服药的认识不够，对改变不良生活行为缺少毅力。

控制慢性病是一个全社会的系统工程，健康是每个人自己的，追求健康长寿的责任也在于每个人自己。

有些病治疗的目的是预防

　　生了病，当然要治疗。什么叫病？《辞海》有解释："人体在一定条件下由致病因素引起的、复杂而有一定表现形式的病理过程……并出现一系列的临床症状"。确实，人们是因为出现了临床症状而判断是生病了需要治疗了的。头痛、鼻塞，大概是感冒了；腹痛、腹泻大多是肠道发炎了；心悸、胸闷怕是心脏出问题了等。

　　但是有些疾病或病理状态，可导致严重的结果，却没有明显的症状，以致被患者忽视而不进行治疗或不认真治疗。典型的事例便是如今严重危害民众生命健康的"三高"：高血压、高血糖、高血脂（应称为脂代谢紊乱）。

　　传统的说法，高血压的症状是：头晕、头痛。其实多数是患者因各种原因头晕、头痛就医时被查出有高血压，两者之间并无一定关系。或者高血压初起之时稍有些此类不适，一旦日久，患者绝大多数并无症状或无明显的症状。因此，许多高血压患者对患有高血压并不知晓。即使知晓，因无不适亦不治疗或不认真治疗。以致我国高血压病的有效控制率不足三成。

高血糖更无症状了，即使确诊为糖尿病，由于如今大量是2型糖尿病，亦多无明显症状。而且受1型糖尿病"三多一少（多饮、多尿、多食、体重减少）"症状的影响，许多患者"既不多亦不少"，甚至会怀疑自己是否确有糖尿病，因此治疗亦不认真。

高血脂症也无明确症状，虽有体乏、苔腻之说，其实并不相关。因此我国高血脂症的知晓率、治疗率、控制率虽尚无全国性的准确统计，但估计不会好于高血压。

没有症状算不算病？要不要治疗？不只是患者有疑惑，一些社会人士亦有质疑。最典型的是对高血压治疗必要性的质疑，对高血压治疗起点（多高需要治疗、查出高血压是否需要立即开始治疗等）的质疑。如有人认为高血压的标准是人为订立的，若将诊断标准提高，将使许多人免于诊断为高血压，也避免了"不必要的"高血压治疗。甚至有怀疑对高血压的治疗受到了药商等利益的绑架。对于血糖的增高甚至认为，"糖乃人体之营养素，高些有何不好？"

若说糖乃是人体的营养素，高些好的话，那么脂肪亦是营养物质，其所产生之能量若以相等重量计，甚至是糖的 2.25 倍。高血压的存在更可理解为是保障了重要器官的血液供应，若这些说法成立，此类"增高"不但无需治疗，而是应该追求的了。

血压的高低、血脂和血糖的数值，确实原本只是一些生理的指标，但经过大量的医疗实践，人们发现这些指标过高、过低都会出现疾病的表现，有的甚至是严重危害人们生命健康的疾病。血压过高、动脉血管受损，导致心脑血管病；血脂（尤指低密度脂蛋白胆固醇）过高更是动脉粥样硬化、心脑血管病的直接原因；血糖升高是因身体不能利用之故，"水能载舟，亦能覆舟"，糖尿病患者体内不能利用之糖徒然损害血管、神经。存在这些因素之一已能导致严重后果，如若同时存在则危害更甚。

心脑血管病如冠心病、心肌梗死、脑梗死、脑出血等，如今已是民众头号致死的病因，其实动脉粥样硬化还不止表现在心与脑，肾动脉粥样硬化、肾衰竭亦与之有关，下肢动脉粥样硬化可使患者丧失行走能力，足缺血坏死。肠系膜动脉粥样硬化、血栓栓塞可导致肠坏死……这一系列问题皆源于血压、血脂、血糖等"生理指标"异常，异常的"生理指标"便是"病理指标"——发生疾病的迹象了。

"生理指标"与"病理指标"的划界确是人为的，但这是依据大量的临床医疗实践确定的。近 30 年来医学界盛行的"循证医学"，便是这划界的"证据"。比如 30 年前高血压的诊断标准是：收缩压大于（患者的）年龄加 90、舒张压大于 90（毫米汞柱）。但大量的医疗实践发现：出血性脑卒中患者发病时的血压几乎都在 140/90 毫米汞柱以上，而不论其年龄多大，于是便将高血压的诊断标准定为大于 140/90 毫米汞柱，并不论其年龄如何。

又如血胆固醇的增高与心血管病发病呈正相关：血胆固醇愈高、心血管病发作愈多。于是便将胆固醇的标准定为不超过 5.9 毫摩尔／升，胆固醇在 5.9 毫摩尔／升以下的人心血管病的发病率果然低。但是进一步的研究发现：有糖尿病、高血压、肥胖、吸烟者，或有早发心脑血管病家族史的人，即使将胆固醇控制在不超过 5.9 毫摩尔／升，但还是有不少的心脑血管病发作，于是对有这些情况的人便有了更进一步降低胆固醇的要求。所以这些标准确实是人为订立的，订立依据临床医疗的实践，或者说是源于成千上万患者丧失健康、丧失生命的教训，订立的目的是指导治疗，以预防心脑血管病的发作。

不像发高烧、肚子疼迫使患者必须立即治疗，高血压、高血脂、高血糖等确实没有多少症状，也可以不立即治疗，甚至可以许多年不治疗。但是这些病隐伏着的是心肌梗死、脑卒中之类危害生命的严重问题，怎能掉以轻心！

心脑血管病固然可治，但风险极大，关键在防。治疗高血压、控制胆固醇、控制血糖便是为了预防这些可能致死、致残的病。治疗无症状的病，是为了预防要命的病，治疗即是预防。

老年人的营养

　　各地人口寿命调查显示，经济发展较好的地区人口寿命较长。调查者的结论是：经济、文化、医疗条件与人的寿命相关。医界同仁举双手赞成，医疗条件好，小病不会酿成大病，大病也可以抢救存活，人的寿命自然就长了，这当是不争的事实。不过，也有相当多的老年人到了八九十岁依然精力旺盛、耳聪目明、思维敏捷，一派老当益壮的景象，他们大多并无重要疾病，健康并非医疗使然，这就要多考虑经济与文化方面的因素了。衣着得体、住房宽畅、心态平和都有益健康，但恐更重要的是"充足而均衡的营养"，那就与经济也与文化相关了。营养是每个人尤其是老年人健康长寿的重要因素之一。

　　当然，如今对民众健康威胁最大的慢性病如心脑血管病、糖尿病、某些癌症等皆与饮食有密切的关系。而欲预防此类疾病，需要控制脂肪饮食、减盐、减糖、控制饮食的总量，这对老年人来说自然同样需要，而且这些慢性病在老年人中高发，许多老年人甚至已经患有不同程度的慢性病，对此必须多加重视。

不过也有些老年人与同龄人相比似乎更见衰老，有些老年人免疫力下降，有些老年人贫血、乏力、食欲不振、体力不济等迹象尽显。有注意到这是营养问题的，于是便在网上大声疾呼：老年人要吃肉，说是不吃肉的老年人容易患阿尔茨海默病！这肉，老年人究竟该不该吃、能不能吃？老年人的饮食究竟怎样才是合理的呢？

先看老年人的生理情况：牙不好了，咀嚼功能下降，咀嚼是消化的第一步，身体里一些消化酶的分泌减少了，胃肠的蠕动功能也不及以前了，消化吸收的功能下降了，营养物质新陈代谢的能力也差了。好比一座工厂机器陈旧了，耗能不少而生产效率不高，那么要维持一定的产量，只能多给它提供些能源、原料，所以理论上，老年人更应该关注饮食摄入的质和量，质应该高，量应该足。

再说老年人病理的情况：老年人大多有些慢性病，诸如高血压、血脂不正常、糖尿病等，即所谓"三高"：高血压、高血脂、高血糖之类，有这些情况者饮食当然需要有一定的节制，如控盐、控油、控糖等，但是也需依具体情况而定，比如各项指标已经控制良好的，饮食的节制便可宽松一些，高龄的老年人也不妨宽松一些。

除了生理、病理的因素外，部分老年人的营养知识相对缺乏，一是缺少追求合理的营养以增进健康、延缓衰老的意识，或是习惯于以往经济不宽裕时的节省习惯，以为只有粗茶淡饭才有益健康；二是如患有高血压等慢性疾病，听说饮食必须清淡，而对"清淡"的理解便是少吃荤菜，甚至只吃蔬菜。虽说一些植物性食品中亦含有丰富的蛋白质，但总体上说不及动物性食品中的含量丰富，而且不容易被人体吸收。所以不赞成老年人采用纯粹的素食，鸡蛋、牛奶至少是应该食用的，吃些肉类也是好的。蛋白质缺少的结果是容易衰老、体能（包括脑力）下降、免疫力下降。老年人大多有一定程度的动脉粥样硬化，不过，动脉粥样硬化的形成是一个漫长的过程，多因素共同作用的结果，如果老年人血脂控制正常、酌情进食些脂肪丰富的食物也未尝不可。有些老年人，特别是被诊为胆囊炎、胆结石或自认为"肠胃不好"的老年人，有时会过分忌油，以致营养失调，甚至引起一些脂溶性维生素（如维生素A、D、E、K等）的缺乏，引起夜盲、骨质疏松、凝血障碍等诸多相关病症。

老年人的食量一般不大。在主食方面部分老年人可能存在的问题是：因患有慢性胃肠疾病如慢性胃炎、肠功能紊乱等，而惧怕"吃多了不舒服"，而进食过少，使机体长期处于能量摄入不足的状态下，以致体弱消瘦、免疫力不济。老年人即使活动量较小，每日至少亦应有200克米面之制品摄入。也有少部分老年人热衷于食用粗粮、杂粮，以为是健康饮食。提倡酌情食用少量粗粮、杂粮是为了获取一定的纤维素而有益健康。但老年人消化、吸收能力较差，此类食品过多食用，反而不利健康。

一些老年人因牙齿缺失，咀嚼功能受损，所食食品的品种单一而使维生素、矿物质、纤维素等常有缺乏。部分老年人无食用水果的习惯，或因恐水果中糖分较多引起糖尿病而极少进食，更使维生素、矿物质的缺乏加剧。其实食品中的这些营养素是互补的，品种过于单一不利健康。至于水果，若是已患糖尿病，自应有所节制，若无糖尿病者通常吃些水果并无需顾忌。我国《中国居民膳食指南（2016）》指出：每人每天所食之蔬菜与水果应不低于500克，事实上多数人未能做到，老年人情况更差。

饮水本是一件平常之事，关键在于重视。许多老年人有饮茶的习惯，本是好事。少数老年人为恐夜间多尿起床影响睡眠，晚上甚至傍晚起就开始不喝水了，则不妥当。过早停止饮水，夜间血液浓缩，增加了血栓性疾病的风险。还有一些老年人喜欢清晨喝些淡盐水，以为有"清肠"作用，其实此举增加了盐的摄入，对高血压的预防与控制不利。

饮食与健康关系密切，世界卫生组织提出的"健康基石"第一条便是"合理饮食"，但怎样算是合理？便可有不同的理解了。老年人是一个特殊的群体，他们有着不同于中青年人的生理、病理情况。他们之间也千差万别，许多老年人营养过剩、疾病丛生，需要控制饮食、适当减肥。但是，除经济因素之外，也有些老年人由于营养知识的缺乏或由于固守过去时代的饮食习惯，或由于对某些慢性病饮食要求的不准确理解，事实上存在着一些营养不良的状况。老年时期的营养不良，加速了衰老，削弱了免疫力，对老年人的健康殊为不利。这些情况应引起老年人本人、家属及社会的关注。

争取活得久

这真是个有趣的话题：科学与算命，本是绝不相干的事，不料却有一项得了诺贝尔奖的科学被用来算人能活多久。美国一家大学老年医学研究所的教授还设计了一个"寿命计算器"来计算人可以有多长的寿命。可别说，还真有点道理，当然……

"未卜先知"是神仙的本事，人们可望而不可及。但人们都希望能预知凶吉祸福以趋利避害。于是退而求其次，希望能"卜而知之"，以致古今中外有许多星象家或算命先生，甚至有人以此为业，为人测算酒色财气，混口饭吃罢了。记得有个笑话说，一个算命先生穷愁潦倒，要给一人算财运来自何方，那人道你何不先算算自己的财运？

自古以来祈求长寿的大有人在，没事找人算算能活到几岁的大概不多，因为算出来活得长，恐有恭维之嫌；说是活得短，岂不自讨没趣。

不过现在却有了一个科学算命之法。说是科学，确是货真价实的科学，三位美国科学家为此得到了 2012 年的诺贝尔生理学或医学奖。三位科学家研究发现人体细胞分裂时，其细胞核内叫做"染色体"的遗传物质的顶端部分会被磨损，这易被磨损的部分叫做"端粒"，一旦这端粒磨损殆尽，细胞便不能再行分裂而趋死亡。人体是由细胞构成的，细胞都死了，人当然也活不成了。所以，端粒的长短应与人的寿命相关。因此在欧美国家一下子开出了若干为人检测端粒长短的公司，他们声称只要花两三百美元，验一次血，便知寿命长短。此言既出，褒贬不一，连三位诺贝尔奖得主中的两位都表示了截然不同的意见。

看来从理论到实践的转化也绝非易事。即使从理论上来说，由于端粒的被消耗，一个细胞（癌细胞除外）能分裂的次数，为 50～70 次，不能更多，被称之为"海夫利克极限"，但甲细胞能分裂 50 次，而乙细胞能分裂 70 次，以哪个为准？假设平均皆为 60 次，还需看不同的细胞分裂一次需要的时间是否相同。若甲细胞一年分裂一次，分裂 60 次需要 60 年；乙细胞一年半分裂一次，分裂 60 次需要 90 年，以哪个为准？话又说回来，即使算下来"细胞们"将在此人百岁之时同时不再分裂，使此人生命归于终结，那么又有谁来保证此人在百岁之前不得肺癌或是心肌梗死？事实上如今的人，有几个是因"细胞们"都不再分裂了，而寿终正寝的呢？所以，看来得了诺贝尔奖的科学，也未必能"算命"。不能"算命"并不影响三位科学家研究端粒、端粒酶的成果在生物科学上的意义。

无独有偶，最近美国波士顿大学医学院老年医学研究所的珀尔斯教授，提出了一个叫"寿命计算器"的计算人寿命的方法，其法是先设定男性可活到86岁、女性89岁，然后有60个加减法要做。比如：与家人和睦、与朋友常聚加0.25岁、住处空气好加0.5岁、开车用安全带加0.75岁、阳光下常用防晒油保护皮肤加0.5而很少用则减0.5岁、排便不规律减0.5岁等。这个"计算器"倒是真的在计算人的可能寿命，尽管比不上得了诺贝尔奖的那么"科学"，应该也是科学的。

60个加减法虽略显烦琐，但影响人寿命的因素，恐怕还远不止这60条，所谓"百密难免一疏"，要是珀尔斯教授疏漏了哪一条影响个10~20岁的，那么这60条也就"白算"了。还有珀尔斯教授的"计算器"可能更适合美国人，比如美国成年人几乎都开车，用安全带减少了遭受伤害的概率，所以给他加分；中国人至少目前不是人人开车，根本不是所有人都具有开车伤害的危险，为什么却得不到这个加分呢。

不过，也要看到这个"计算器"积极的一面，它告诉人们健康的生活行为有利于健康长寿。比如：

饮食方面：不是每周吃快餐加4岁，而每周吃快餐多于

5次减2岁；很少吃烤鱼、烤肉加1岁；吃大量甜食减1岁；吃得很多以致肥胖减5岁。

行为嗜好方面：吸烟或暴露于二手烟减4岁；在吸烟的条款下还要加：每天吸烟减0.5岁，每天吸烟10支减5岁、20支减10岁、大于40支减15岁；每天饮啤酒或含酒精之饮料大于3杯或白酒大于2杯减7岁；不从事危险的性行为也不注射违禁药物加10岁。

运动方面：每天锻炼30分钟的天数：每周7天加5岁、3天加3岁、很少减1岁。

心理方面：善于减压加1岁、不善于减压减2岁；对走向衰老感到乐观加2岁、悲观减1岁等。

古话说过"我命在我不在天"，人的命运是要靠自己去争取的。健康也是人的命运的一部分，而且甚至是最重要的部分，也是要人们自己去争取的。珀尔斯教授不也告诉我们饮食过量、吸烟喝酒、缺少运动、不善减压都是折寿的吗？要想健康长寿的人，面对美酒佳肴动不动心？吸烟是折寿"大户"，下不下决心戒了？运动费时费力、愿不愿拿出点坐在沙发上看电视或在网上闲聊的时间去运动？是不是也应该学习一些"减压"的方法来减少工作、生活中的压力？其实这些还不都是取决于个人自己吗？

算算能活多久，不如拿出点毅力来争取活得更长久、更健康。

音频
《争取活得久》

用药当慎

随着近代科学技术的进步，尤其是合成化学与制药工业的发展，各种各样的药品大量地被生产了出来。药是治病的工具，人病了，用了药，病好了，人又恢复了健康。渐渐地人们觉得药是个好东西，而且无所不能，身体有任何的不适，首先想到的是吃药。甚至并无不适，也希望吃点药来促进健康。

在如今的商业社会中，药品作为一种特殊的商品，也有它的经济属性，药商要谋利，有意无意地促进了民众对药的需求。花些钱、吃了药、病好了、更健康了，倒也罢了。但是，"水能载舟，亦能覆舟"，药品是一种特殊的商品，特殊就特殊在：一是并非每个人任何的不适皆可以吃药解决；二是药品还有它的毒、副作用，弄不好适得其反，甚至会损害人的健康。这和买个苹果、买个面包吃，大不一样了。

如今我国经济发展，民众生活水平提高，国家的医疗保障普及，以致民众对药品的需求得到满足，甚至形成对药品的某种依赖，表现在以下几方面：

有些症状如咳嗽、呕吐、腹泻等多数是身体为排除入侵细菌、毒素等异物的保护性反应，若不严重，本可不必服药。发热、腹痛多为疾病信号，应查明病因后再行处理；若不严重，也可不必应用退热、止痛药，不适当地应用退热、止痛药有时反而会掩盖真正病情的变化。我国民众大多将这些症状视为疾病的本身，希望用药物消除它。有些症状如食欲不振、睡眠不佳等多与环境、情绪等有关，其实应该注意调节情绪、改善环境，而不是首先考虑吃药。

由于抗生素对细菌感染性疾病的疗效深入人心，以致凡遇感染，患者都希望应用抗生素治疗，其实许多病毒性感染用抗生素治疗多无效。由于许多感染都会发热，甚至有人一旦发热不问缘由，皆希望用抗生素治疗。

许多老年人身患多种疾病，或有多种症状，他们往往按图索骥，希望用各种各样的药物逐一应对他们的每一个症状，结果一天常常要服用几种甚至近十种的药物。当然造成这一现象与专科医疗"各开各的药"也有关系。其实，在病情稳定时，应由全科医师统筹治疗，抓主要矛盾，采用必要的药物治疗。

许多人相信多吃些维生素、中成药等有益无害，总是好的。所以往往希望在有效治疗的同时"锦上添花"，要求服用许多辅助性药物。当然，有时也是医生的主张。

有些患者病情进入终末期，药物已难望疗效，本应主要采用减轻症状的治疗，以减少患者的痛苦，但有时患者或家属仍要求"积极治疗"，使用了事实并无效的药物，徒费钱财、甚至增加了痛苦。这种情况在晚期肿瘤患者的治疗中较为多见。

相信吃"补药"能强身。一些中年男性希望"补肾"以增强性功能，一些女性希望"排毒"以达到美容的效果，即使无病也吃药……

药物是人类文明的产物，本为治人之病而设。在人类与疾病抗争的过程中，药物功劳大矣，可以说没有药物就没有人类今日之文明。药物如今仍是人类生活不可或缺的物品，再过一千年、一万年，人类社会也不可能没有药。

但是，也须理解药物也并非万能，并非任何疾病或健康的问题皆可以通过用药物来解决，许多慢性疾病更难达到药到病除。而且，还应该理解：药物还是一把双刃剑，在治病的同时，还可能会对人体造成这样或那样的危害，甚至危及生命。据报道：美国每年死于药害者达 20 万人之多，我国人数亦不少，只是因为这些人大多有病，有时难于区分是病还是药的罪责罢了。

我国古代医家有"用药如用兵，当慎之又慎"的说法，是有道理的。现代医学提倡"循证"，任何医学处置皆应有足够的科学依据，用药当然亦是如此。具体到每一位患者用药的品种、剂量、疗程等，皆应仔细权衡利弊，方不致误。

当然，就像最好不生病一样，最好也不吃药。健康来自健康的生活方式：合理饮食、戒烟限酒、适当运动、心理平衡。健康了、不生病了，自然也就不用吃药了。若说"用药如用兵"，《孙子兵法》里就有"不战而屈人之兵"为兵家的最高境界。那么不用吃药打针，以健康的生话方式来争取健康，就是医生、也是大众的最高境界了。

医学亦有无奈之处

古人在生活中偶然发现，吃了个什么东西肚子疼减轻了些，或是敷了什么草止住了伤口的血，于是口口相传，成了经验。等到有了文字，将这些记录下来，便成了医学。后来生产发展，社会有了分工，有人种田、有人造屋、有人经商、有人做官，也有人学习医学、为人治病，就成了医生。

病得严重会有生命之忧，所以治病便有了保全生命的意义。但是，比之于人"难免"会生病，人的生命却"必定"会有终结。生、老、病、死，是自然界的规律，任何人都不能幸免。因此通过治病保全生命的意义便有了个限制，即不可能通过治病永远保全生命，亦即有时治病并不能保全生命，而且对每个生命来说都必定会遭遇到。民间有所谓"医生是治病的、不是治命的"说法，便是对这一问题的朴素的理解。

欧洲文艺复兴之后，以实验医学为基础的现代医学兴起，其时正是传染性疾病猖獗之时。随着现代医学的发展，许多传染病的病因被查明、病源被消灭、病人被治愈，医学使得人类对传染病之战取得了辉煌的成果。尽管如今仍然还需继续防范新的传染病发生或老的传染病死灰复燃，但在绝大多数发达国家甚至包括如我国等发展中国家，民众大量面临着的却是许多如心脑血管病、糖尿病、癌症、慢性呼吸道疾病等慢性病，这些疾病严重威胁民众的健康和生命。据我国卫生行政部门统计：此类慢性病占了我国居民死亡原因的86.5%！

面对这一现实，医学自然也在努力，并且也卓有成效：降压药可以将血压降到正常、降糖药可以完全控制血糖、"支架"可以使阻塞的冠状动脉恢复通畅，患了癌症的器官可以切除，功能衰竭的器官可以更换……医疗技术发展的成就使人的寿命得到了显著的延长。如今我国民众的平均期望寿命已达76岁，发达地区已超过80岁，达到了世界先进水平。因此，在医学界部分同仁中可能是所谓"干一行、爱一行"的心理作用吧，颇有自诩之意。但若民众中有"医学万能"的思维理性，以为不论何种情况，医生皆应能把病治好，否则必是医生不尽力；如病人因病死亡，则必是"医疗事故"。而社会各界更多以"人命关天"而对此予以同情或支持。

其实面对许多疾病，尤其如今大量的慢性病，医学的能力还是十分有限：血压可降、高血压病难愈；血糖可恢复正常，糖尿病并未治愈；冠脉虽已再通，冠心病基础仍在；癌瘤可以切除，不等于癌症痊愈。更不用说若已病入膏肓，医学哪有回天之力。

再说疾病之治疗还有多种风险，即使是中医主要以服药治病，也是"是药三分毒"，可能有这样或那样的毒副作用。西药多精致，每以毫克论，毫克者，公斤之百万分之一也，有时治疗量与中毒量之差只十数毫克而已，用药如过独木桥。更遑论手术治疗，需先施以麻醉，使之失去知觉，然后开始手术。心脏之大手术，需先使心脏停跳，以机器代之，术后再使心脏复跳；脑之外科，则需先锯开颅骨，避开重要神经，即华佗再世亦未必胜任……而今之大型医院则日夜"年终无休"地反复从事此类高风险之诊疗。某药有毒副作用，但治病必须，医生只能"两害取其轻"，用了此药，若有毒副作用发生，医生应取补救措施，患者及其家属亦应理解。手术有了并发症，多与患者体质、外部条件或势难避免之缘故，因医生操作不善引起者极少，即使或有阴错阳差，亦非医生之本愿。医生固当谨慎，患者亦当理解和宽容。

医学是"发展中的科学"，并非尽善尽美。医学有局限性，医疗有风险性，在生、老、病、死的自然规律面前，医学能做的只是维护生长、延缓衰老，尽可能地治疗疾病、减轻痛苦、推迟死亡而已。

愿社会各界理解医学之局限，亦愿医界同道理解治病固应尽力，更应注重预防。促进人类之健康方是医学之终极目标，人们亦应理解维护健康亦是自身应尽之责，如能在这个基点上理解医学，则医学兴旺、医患和谐、人类健康。

音频
《医学亦有无奈之处》

中篇

当我们讨论
健康时
我们谈论的
话题

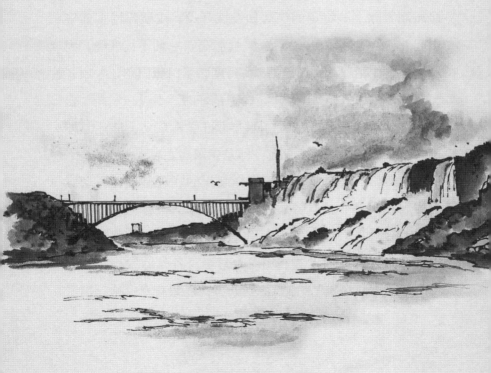

三高与四控

　　"三高"一词如今闻名遐迩，特别是在老年人与关注健康的人士之中。"三高"者是指血压高、血脂高、血糖高。血压高者除一些特定的疾病如慢性肾炎、皮质醇增多症等引起外，皆是高血压病所致。"血脂高"一词不甚准确，因所检查之血脂项目中尚包括"高密度脂蛋白胆固醇"一项，而此项俗称"好胆固醇"，高些倒是好的，不过"三高"云耳，本是坊间谈论之俗称，而非标准学术名词，能达意即可。高血糖状况如持续存在，即是糖尿病之表现。

　　高血压、高血脂是动脉粥样硬化的病理基础，而动脉粥样硬化则是心脑血管病之根源。糖尿病被称为"甜蜜杀手"，糖是供应人体活动能量之物，本不可或缺，但糖尿病患者血中过高之糖无法利用时，对全身各处的大小血管而言几呈"毒性物质"，血管深受其害，以致有专家称：糖尿病即血管病。糖尿病的并发症涉及全身各处，心脑血管病是其中最主要的并发症。

"三高"的危害并不止于心脑血管病：高血压失治日久会引起肾脏的损害，高血脂还与一些癌症如大肠癌、胆囊癌、乳腺癌、前列腺癌、子宫内膜癌等相关。糖尿病除损害全身血管之外，又损伤人体之免疫力，于是伤风、感冒、肺炎、结核，乃至癌症皆可因之增加。所以这"三高"确为如今国人健康之大敌。

如今科技发达，高血压病、血脂异常、糖尿病皆可治疗，而且颇有疗效。"三高"皆可降低，并发症大幅度减少，患者亦可享其天年。不过，这些治疗花钱费事，而且皆需持续终身，当然，有时治疗效果还不如人意……

人是智慧的生物，自然会发出质问：这"三高"从何而来？

科学研究的结果表明，"三高"与遗传因素及环境因素相关：遗传因素决定了这人容易"三高"，遗传因素是爹妈给的，除了寄希望于科技发展到改造基因之外，暂无他法。环境因素包括但不止限于环境污染问题，凡社会条件、医疗科技、自然环境、生活方式等皆属于相对于遗传因素的"环境因素"。世界卫生组织的文件还指出：在众多的因素之中，生活方式是主要的决定因素。此说可信：我国如今成了糖尿病"大国"，大国者，言其多也。中华民族有 5 千年悠久历史，历朝历代其实并未真正解决芸芸众生吃饱饭的问题，或有糖尿病的基因，也不会表达（显示其作用），只在如今人们饮食过量而又缺少运动，这糖尿病的发病率才"井喷"起来。

人的生活方式涉及饮食、嗜好、活动及心理诸方面，世界卫生组织有"合理饮食、戒烟限酒、适当运动、心理平衡"的提倡。试看这"三高"竟皆与饮食有关：高血脂、高血糖自与摄入过多脂肪饮食与糖类食品有关，而且与摄入食物的总量有关，因为糖、蛋白质、脂肪在人体内还能相互转化。高血压与饮食无关了吧？不，盐摄入过多是诱发高血压的重要因素。吸烟有百害而无一利，吸烟是众多癌症的发病因素，更是慢性呼吸道疾病的病因，烟雾中的毒素损伤动脉血管内膜，为动脉粥样硬化的重要启动和加重因素，故吸烟者动脉粥样硬化发生得早而且严重。缺少运动又不节制饮食者，摄入之能量大于消耗，必是转化为脂肪，体重超标乃至肥胖，胖些或也不能视为病态，但是过多的脂肪组织却会产生许多生物活性物质，比如"抵抗素"，这抵抗素抵抗了胰岛素，胰岛素量虽未减少但功效下降，于是血糖升高，如今多见之 2 型糖尿病多因此而起，而糖尿病一旦发生，若无有效控制，心脑血管危矣。美国心脏协会提出的"心血管健康指标"，在生活行为方面便包括控烟、饮食、体力活动及体重指数这 4 项。这 4 项可以说是健康生活行为中的重中之重，对促进健康、预防躯体疾病（未包括精神心理疾病）至为重要。

仿坊间俗话"三高"的说法，似觉可以称之为"四控"，即：控烟、控脂、控坐、控体重。控烟最好理解为戒烟；控脂代表合理的饮食，当然还包括控盐、控摄入的总热量；控坐代表应有一定的体力（体育）活动，别老是坐着、躺着；控体重指将体重控制在合理的范围内，并非不切实际地减肥。这"四控"与"三高"同，在字面上虽不完整，但内容却甚重要，"四控"缺一不可。

糖尿病患者有很高患心血管病的风险，但最近我国学者研究指出：糖尿病患者若在血压、总胆固醇、空腹血糖、控烟、饮食、体力活动及体重指数等7项健康要素中，每做好一项，其患心血管病风险便会降低15%。这在相对年轻（小于55岁）的患者中效果更为明显。

这7项健康要素为2010年美国心脏协会提出的"心血管健康指标"，其实其作用并不仅限于有益于心血管病的防控，我国学者在糖尿病方面所取得的经验提示对这"三高""四控"的关注应有益于许多慢性病的防治，应有益于国民健康素质的提高。

中风——脑血管病

　　"中风"这病的知名度在中国比"心梗"还大，原因是脑血管病在我国民间皆称之为"中风"，为我国居民的第一位致死病因。中风之病除有颇高的病死率外，还有甚高的致残率，轻则半身不遂、影响身体的活动，严重的甚至影响语言与进食。在这一点上，中风的后果实在比心肌梗死还要严重。

　　现代医学，称中风为"脑卒中"或"卒中"，包括"缺血性脑卒中"与"出血性脑卒中"两大类。主要的病理基础是给脑组织提供血液的动脉血管或是阻塞不通了或是破裂了，血液不能输送到相应的脑组织中去，这些脑组织就会因缺血、缺氧以致坏死，其情其景与心肌梗死并无二致。心肌梗死因动脉粥样硬化、高血压损伤了冠状动脉而起，脑卒中亦同样因此损伤了脑动脉所致，故常合称为"心脑血管病"。心脑血管病如今在经济较为发达的国家中已成为居民健康的主要威胁。我国居民死因中，心脑血管病占了44.2%。我国的心脑血管病与西方国家不同的是：一是脑血管病更多于心血管病，二是脑血管病平均发病年龄66.4岁，较西方国家人群要提早近10年，甚至有约15%的病例发病于50岁前。我国脑血管病的这一"多"、一"早"两个特点，更是说明了我国防治脑血管病的艰巨性。

我国政府发布了旨在促进全民健康的《"健康中国2030"规划纲要》的文件，为了落实这一战略性文件、推动脑卒中防治工作的深入开展，国家卫生健康委员会脑卒中防治工作委员会还提出了一个"减少百万（因脑卒中所致）新发残疾工程"作为今后一段时间内防治工作的切入点。

欲达这一目标，需大力加强脑血管病防治知识的普及与适宜技术的推广。后者如"双联抗血小板治疗"、溶栓和取栓治疗等技术的推广，可由卫生行政主管部门努力推行。而防治知识的普及则需医卫专业人士、传媒机构等密切合作，面向广大民众切实推行。

高血压损伤动脉血管内膜，是动脉粥样硬化的重要启动因素之一，高血压更是出血性脑卒中——脑出血的主要诱发因素，甚至曾有"没有高血压便没有脑出血"之说。我国高血压患者数众多，已治疗者的有效控制率虽已提升至30%左右，但仍有上亿的高血压患者的血压未能满意控制，更有几乎相同数量的高血压患者未知、未治，极需重点加强对高血压的防控工作；动脉粥样硬化的病理基础是脂肪代谢的紊乱，我国约有 1/3 以上的成人脂代谢紊乱，而对调脂治疗多有不准确的说法和担心，以致多数未获有效治疗；增高的血糖对全身的大小血管而言，几为"毒性物质"。心脑血管病为糖尿病慢性并发症中主要的致命并发症，糖尿病患者甚至最终 70% 命丧于此。因此，降压、调脂、降糖实为预防脑血管病的必备前提。

预防脑血管病还不止要控制这"三高"，心房颤动是许多心脏疾病的后果，它不仅使心脏排血量减少、影响心脏的功能，脑梗死更是其严重的并发症之一。心房颤动时部分血液在心房中滞留、涡旋，极易形成小的血块，如脱落下来，便有可能进入脑血管中，造成梗死，是为我国缺血性脑卒中主要病因之一。故心房颤动之初发者宜尽量以药物或射频治疗等方法纠正。若不能纠正而转为持续性、慢性房颤者则需服用抗凝药物，以防血块的形成。据报道：我国房颤患者使用抗凝治疗者仅二成，大量的房颤患者暴露于脑血管病风险之中，极应引起重视。如今还有作心耳封堵治疗以防血块脱落者，则需由专科医师斟酌施行。

与脑血管病相关的不良生活行为中吸烟、嗜酒是主要问题。烟雾中的毒素损害动脉血管的内膜，为动脉粥样硬化创造了条件，故吸烟者动脉粥样硬化发生较早、亦较严重。烟雾中的尼古丁还有收缩血管、促成脑梗死的作用。过量饮酒时会使交感神经兴奋、血压升高，可能诱发出血性脑卒中。故为预防脑血管病，宜戒烟、忌酗酒。

高脂饮食导致动脉粥样硬化，高盐饮食易致高血压，而动脉粥样硬化与高血压恰是导致脑血管病的主要病因，故饮食宜乎清淡。

缺少体力劳动或体育活动者，若过度饮食，极易引起糖尿病，而糖尿病又是脑血管病的重要诱因，故必须重视体力或体育活动。

脑血管病似乎还更青睐中国人，据国际著名医学杂志《柳叶刀》报道：全球 25 岁以上人群脑血管病风险为 24.9%，而我国则为 39.4%。这一数据或许偏高，但我国近年来对 40 岁以上人群的筛查显示：在 900 多万人的筛查中发现，脑血管病高危人群有 130 余万，即约有 1/7 的中年以上人群具有发生脑血管病的风险。面对我国 5.6 亿 40 岁以上的人口，8 000 万具有脑血管病风险的人群，如何化解他们发病的风险，降低我国脑血管病的发病率，减少新发的残疾，这方面要做的工作还有很多很多。

预防脑血管病的工作需要全社会的关注，需要每一个人自己关注。我们自己应该估量一下：我是否属于脑血管病的高危人群？我有无相关疾病？这些疾病是否已经满意控制？我的生活行为是否健康？我将如何纠正不健康的生活行为？

每个人都是自己健康的第一责任人，预防脑血管病需要从我做起。

冠心病的"五驾马车"

许多人都知道糖尿病的康复有"五驾马车"之说，其实冠心病康复也有"五驾马车"。

冠心病康复的"五驾马车"：认真服药第一条。

最近有专家提出：冠心病的康复需要掌握"饮食、运动、心理、戒烟及药物五大要点"。所谓冠心病的康复即是指冠心病患者减少、防止心绞痛、心肌梗死的发生或复发，保护心脏功能、预防心力衰竭，以达到改善生活质量、降低冠心病死亡率和致残率的目的。

要达到这一目的，药物治疗当然是首要的，有的患者、特别是做了"搭桥"手术或是放了支架的患者，由于症状得到了满意的缓解，便以为从此可以一劳永逸，不再认真服药了。其实，搭桥或是放支架只是"救急"之法，只是为后续的治疗争取了时间、打下了基础而已。冠心病的药物治疗包括：控制血压、血糖与调脂，抗血小板治疗以及抗心肌缺血的治疗，而且这些药物治疗应理解为需在医师指导下终身服用。这些年来此类新药层出不穷，疗效不断提高。虽说新药不一定比老药好，但国家批准新药上市，总是因为它有某些方面优点，对此医生应该充分掌握，为患者选择最适合的药物治疗；患者应该执行医嘱认真服药。并且应该定期检查、适时调整，务必使各项指标达标并维持稳定。

在积极进行药物治疗的同时，改善生活行为极为重要，包括：合理饮食、适当运动、戒烟与良好的心理状态。

冠心病患者的饮食宜乎清淡，这是一个总的原则。冠心病因冠状动脉粥样硬化而引起，动脉粥样硬化则是因为氧化了的低密度脂蛋白胆固醇（即所谓"坏胆固醇"）侵入动脉壁中所形成，所以冠心病患者应少进食高脂肪食物，而且"清淡"二字还并非只是不油腻，这"淡"字则明确是少盐的概念。动脉粥样硬化往往并发高血压，盐摄入过多常使血压难以满意控制，即使不伴高血压病，盐摄入过多亦会引发"水、钠潴留"，加重心脏、肾脏负担。此外，清淡二字还含有新鲜易消化的含义。当然冠心病患者亦需保障合理的营养需求，如进食一定量的易于消化吸收的富含蛋白质、维生素类的食物等。

一些患了冠心病的人，唯恐增加心脏的负担而不愿参加一些体育活动。确实，冠心病患者应该注意休息，避免过多的体力活动。但是对于病情稳定的、心脏功能尚好的患者来说，适度的有氧运动，如走路、打太极拳、广播操等，可以帮助控制体重，亦有利于心肺功能的提升。

戒烟是必须强调的，不管吸烟有多久的历史，冠心病患者必须戒烟。烟雾中的尼古丁可引起冠状动脉痉挛，加重心肌缺血，还能兴奋交感神经，升高血压、增加心脏负担，诱发心绞痛甚至心肌梗死。烟雾中的毒素损伤动脉内膜、加重动脉粥样硬化。故冠心病患者的康复必须戒烟，必要时可以采用尼古丁受体抑制剂等"戒烟药"予以帮助。

冠心病患者的心理状态应予关注。对冠心病后果的担忧常是冠心病患者主要的心理状况，如果得不到来自家庭的或医生的疏解，抑郁常成为冠心病重要的并发症。故患者的家属、医生对此应有足够的警惕，予以心理疏导，如有抑郁症状，甚至需给予一定的药物治疗。

冠心病确实是一种严重的疾病，数十年前临床医学不但缺少对此病早期发现、早期诊断的手段，而且亦无有效的治疗方法，得病之后往往预后（预计后果）绝对不佳，幸而其时冠心病的发病率不像如今之高。近数十年来，随着经济的发展、人的寿命延长以及不良生活行为的影响，冠心病的发病率明显增高。不过，近数十年来医疗技术也在突飞猛进地发展，许多人都知道"放支架""搭桥"挽救了许多心肌梗死患者的生命，但许多人或许还不知道：早发现、早诊断，有效的降压、降糖、调脂治疗，适当的抗血小板治疗以及抗心肌缺血的治疗，避免了多少冠心病患者发生心肌梗死。如果再加上生活行为的改善、心理状况的优化，必将有更多的患者可以从容面对冠心病，健康愉快地生活，享其应有的天年。

充分而有效的药物治疗、合理的饮食、适当的运动、嗜烟者戒烟和良好的心理状态，应该是冠心病患者走上健康之路的"五驾马车"。

胆固醇风波

近两年对于胆固醇的事很是折腾。本来胆固醇，特别是低密度脂蛋白胆固醇，即所谓"坏胆固醇"，被认为是引发动脉粥样硬化，乃至心脑血管病的元凶已经数十年。美国医学界多年来不遗余力推行"胆固醇控制计划"，数十年来大有成效，并且看到心脑血管病发病率的下降。不过近年来，美国在此基础上考虑到人体内的胆固醇80%乃是由肝脏所制造，饮食中摄入的胆固醇只占两成，而且这胆固醇亦是人体所需，并非一无是处，于是在新版的居民膳食指南中不再强调控制胆固醇之事。同样，在我国新版的居民膳食指南中也提到可以进食一定的蛋类，而且还明确注明"包括蛋黄（通常认为含胆固醇甚高）"了。这一来，老饕们大喜，因为含高胆固醇之食物多为美味可口之食，似乎从此可以放开来吃了。微信里的"标题党"甚至发出了

"美国政府认错了"的帖子，概言以往控制胆固醇的做法是错误的。

既然不再强调控制胆固醇的摄入，那么多吃一些也就无所谓了。不过，已有营养学家指出："不再强调控制"不等于可以放开来吃，还是少吃点好；又有医学家指出：这"指南"是对健康居民、即血脂正常的人而言的；若是脂代谢异常的血脂增高者，自然仍应控制胆固醇的摄入。尽管从食物中摄入的胆固醇只占人体内总胆固醇的20%，但终究占了1/5，也不容小觑。这些说法应该都是可取的。

多吃了一点胆固醇，一般说来危害不一定很大，因为吃了并不一定会被完全吸收，而且这胆固醇还常常和一些人体所不可或缺的优质蛋白质难以完全分离。这恐怕也是在膳食指南中"不再强调控制"的原因之一。问题在于不能将此引申为血中胆固醇，特别是低密度脂蛋白胆固醇过高也"不再强调控制"了。须知饮食中胆固醇的含量与血中胆固醇的含量是两个不同的概念，前者吃进来了，不一定都被全部吸收，而后者则是不折不扣可以堵塞动脉血管的东西了。所以饮食中的胆固醇可以不强调控制，但血液中的胆固醇必须严格控制。

用花盆种花的人都知道：花盆底上必须要有个洞，这个洞是为了排水的。种花是要浇水的，为什么还要这排水的洞呢？原来，若是浇水过多、水在花盆中积蓄，又排不出去的话，这花便会"烂根"死掉了。人是需要摄入一定胆固醇的，即如花需要浇水，但如血中胆固醇过高、犹如花盆中积水，就必须治疗即疏通盆底的孔，把积水排出去。当然，此时也必须控制胆固醇的摄入即暂停浇水，这道理是一样的。

胆固醇确实是人体不可或缺之物，就好比种花一定是要浇水的，但这要浇多少水就大有讲究了。花盆底的这个洞便是帮助调节水分多少的，善养花者没有不重视的，关注健康的人岂能不关注调节血里的胆固醇呢？

化验指标

　　化验，是现代医学诊断疾病必不可少的手段。化验检查的结果只能供医师诊断疾病时作参考之用，医师应该根据患者的症状以及检查患者身体所发现的异常情况，即医学上称为"体征"的（如发热、黄疸、心脏杂音、肝脾肿大等），结合化验检查的数据，做出诊断。有时还需结合超声检查、X线摄片，乃至CT、磁共振，甚至胃镜、肠镜、病理切片等，方能做出准确的诊断。这些能帮助医生准确诊断疾病的措施，皆可称为"辅助诊断"。

　　不过，随着科技的发展，"辅助诊断"技术的进步，在如今的临床医疗中，诊断不仅越来越准确，而且越来越超前，甚至患者尚未出现疾病症状、体征的"亚临床期"疾病，也可将其准确诊断出来。对于许多严重的疾病，早期发现、早期诊断而带来早期治疗，从而获得良好的疗效，自然是人们所希望的。对于这些尚无症状、体征的"亚临床期"疾病，这些检查措施，事实上已经超越了"辅助诊断"的意义，而直接便是诊断的依据了。

在现代医学的各种"辅助诊断"项目中，化验检查是应用最多的项目。而其中的一些原属生理学研究内容的项目，如：血液中各种血细胞的数目，各种糖、脂肪、蛋白及酶的多少等，应用更是普遍。这些项目检验的数值俗称为"指标"，大多数正常人都在一定的范围内，于是便将这个范围称为"正常值"。显然，超过或不足的，便是病态了。只是近年注意到某些检验结果不在"正常范围"内的，并不一定属于病态，于是便将"正常值"改称为"参考值"，不在"参考值"内的结果，其意义如何？只能由诊病的医师去确定了。

不过对于一般民众而言，由于多年受"正常值"概念的影响，大多仍认为化验结果正常便是无病，反之则是有病。这种认识对于那些以化验结果为诊断依据的疾病来说便有些麻烦了，脂代谢紊乱便是一例。

脂代谢紊乱，便是俗称的"高血脂"。由于血脂化验项目中包括高密度脂蛋白胆固醇，此种胆固醇在某种意义上说，甚至有抗动脉粥样硬化的作用，故俗称为"好胆固醇"。既然是好胆固醇，那么岂不是越高越好吗，因此"高血脂"一说并不准确，而应称之为脂代谢紊乱方妥，即应高者不高、应低者不低是为病态。

脂代谢紊乱，并无症状，多数亦无体征，诊断全依靠化验检查之结果。由于脂代谢紊乱会引发动脉粥样硬化，而动脉粥样硬化是心脑血管病如冠心病、心肌梗死、脑卒中的元凶。因此，为预防心脑血管病，必究其源头，从控制脂代谢紊乱入手。若血液中的胆固醇增高，应用降脂药如"他汀"等治疗，自无疑议。但若胆固醇在正常范围内，是不是便可以高枕无忧、不必服用降脂药物了呢？答案是否定的。

在脂代谢紊乱的化验项目中，大量的研究结果指向低密度脂蛋白胆固醇，即俗称的"坏胆固醇"，它是引发动脉粥样硬化的首恶。故欲预防心脑血管病，便应充分控制这"坏胆固醇"。那么这"坏胆固醇"要低到多少才算"正常"呢？专家给出的意见是：因人而异，更准确地说是因该人发生心肌梗死、脑卒中的危险性大小而定。

对无冠心病、短暂性脑缺血发作（即"小中风"）、高血压、糖尿病，但有下列"其他危险因素"：男性 45 岁以上（女性 55 岁以上）、吸烟、肥胖、"好胆固醇"低、家族中有人在 40 岁前有过心肌梗死或脑梗死，不超过 3 项者为"低危险人群"，其低密度脂蛋白胆固醇应控制在 4.1 毫摩尔 / 升以下。

若患有高血压（但无冠心病、短暂性脑缺血发作、糖尿病）并有一项上述"其他危险因素"；或虽无高血压，但同时具有"其他危险因素" 3 项以上者，为"中危险人群"。

其低密度脂蛋白胆固醇应控制在 3.0 毫摩尔 / 升以下。

若患有冠心病、短暂性脑缺血发作、糖尿病、主动脉瘤及慢性肾脏病之一，或患高血压并有"其他危险因素"3 项以上者，为"高危险人群"。其低密度脂蛋白胆固醇应控制在 2.6 毫摩尔 / 升以下。

若曾患急性心肌梗死、脑梗死，或频发心绞痛者，或患冠心病、脑缺血、"小中风"并合并糖尿病者，此类人员在 10 年内将有 1/3 或半数发生（再发）急性心肌梗死或脑卒中，故称为"极高危险人群"。其低密度脂蛋白胆固醇则应控制在 1.8 毫摩尔 / 升以下，方稍安全。

将发生某种严重疾病的风险分层，采取不同的措施以降低发病的风险，体现了现代医学的细致入微。因此，如一位属于心肌梗死、脑梗死发作"极高危险人群"的患者，尽管其血胆固醇正常，"坏胆固醇"也已降至 2.6 毫摩尔 / 升的，还需继续加强降脂药物治疗，也是可以理解的了。

某些化验指标"因人而异"即是此解。

动脉硬化

　　人生命存在的象征，民间判断的方法是看他还有没有呼吸，若是鼻孔不出气了，便谓之"断气"，于是宣告死亡，也确有因呼吸微弱而被误判的。中医要把脉，脉息没了，说明心脏不跳了，至少心跳已不足以维持血液循环，于是宣告回天乏术了。西医更直接些，索性用听诊器听他的心跳，若心脏不跳了，自然是表示生命已经结束。尽管目前有以脑功能来判定生命价值的"脑死亡"之义，但能为人们普遍接受的还是看心脏跳不跳。心脏跳动是血液循环的动力，血液循环则是生命存在的基础。

　　心脏与身体各部联络的桥梁是动脉，心脏将血液搏入动脉，输送至全身各部，滋养人体，再经静脉返回心脏，如此周而复始。所以这动脉血管之重要性实在不言而喻。

　　不过人类发展到近代，这动脉血管却常会出些问题，严重的是动脉硬化。动脉硬化其实是一个总称，包括动脉中层钙化、小动脉硬化等。与冠心病、脑卒中相关的称为动脉粥样硬化。"粥样"一词是形容动脉中积存的脂类物质，色白且软，犹如吃的粥一般。这些"粥一般的"东西堵在血管里，使血液循环发生障碍，于是发生冠心病、脑卒中。冠心病是"冠状动脉粥样硬化性心脏病"的简称，因冠状动脉血液循环障碍而产生的心脏病。而脑卒中的病理变化，便是脑动脉粥样硬化所形成的脑部血液循环障碍。

动脉疾病最多见者为粥样硬化，而动脉粥样硬化则与人体脂肪的代谢紊乱有关。"血液中的脂肪过多，当然会阻塞了血管"，许多人如是说。其实事情也并非这样简单。近年的研究注意到，动脉血管最里面一层叫"内膜"的病变才是动脉粥样硬化的始作俑者。脂肪类物质在血流之中顺流而下，如何会沉淀下来？必定这内膜有了病变，脂肪才会沉淀，而且严格地说是钻入内膜之下沉淀下来，而非沉淀于内膜表面。犹如高速公路路面损坏，汽车容易抛锚一般。

哪些是引起动脉内膜损伤的相关因素呢？

目前已知的有：

一是与年龄相关。老年人新陈代谢能力减退、修复损伤的能力减退，动脉内膜易受损伤。犹如高速公路年久失修，是路面损坏的原因之一，所以动脉粥样硬化多见于老年人。

二是高血压未能满意控制。动脉内膜长年受到血流的高压冲击，内膜自易损伤。犹如高速公路上所行车辆严重超载，自然会压坏路面。故高血压者常合并有动脉粥样硬化，而动脉粥样硬化又使血管弹性降低，反过来又加重了高血压，两者互为因果。

　　三是糖尿病。糖尿病不但会引起脂肪代谢的紊乱，促成动脉粥样硬化，糖尿病患者体内过多的糖蛋白还沉积在血管壁上，直接引起血管内膜的损伤。犹如高速公路维修所用的材料皆属劣质次品，这路面岂能健全？糖尿病的许多慢性并发症大都源于血管的损伤。

　　再一个重要的因素是吸烟。烟雾中的多种有害物质进入人体，影响组织和器官的健康。单说其中的一氧化碳，此物进入人体血液中便与红细胞中的血红蛋白相结合，形成碳氧血红蛋白，或称变性血红蛋白，使血红蛋白丧失了输送氧的能力。不吸烟的人血中碳氧血红蛋白的含量甚微，一般不到血红蛋白总量的 0.5%，而烟瘾甚大之人，其血中的这种异常的血红蛋白甚至高出常人 15 倍之多，以致使红细胞输氧能力下降，而使身体各组织缺氧。动脉血管内膜因缺氧而受损，再加烟雾中许多有害物质的作用，犹如高速公路附近很多小化工厂造成环境污染，酸雨不断，这路面自然受损，动脉内膜亦因吸烟而大受损伤。故吸烟者的动脉粥样硬化发生得早，而且严重。

　　所以，欲预防冠心病、脑卒中，得先预防动脉粥样硬化，而预防动脉粥样硬化除了控制脂肪饮食外，还得从预防这动脉内膜的损伤入手。年龄增长是自然规律，固无法左右，但高血压与糖尿病是可以控制的，吸烟也应该是可以戒除的。而这些都是预防动脉粥样硬化、预防心脑血管病的关键。

治病必求其本，防病亦须求其本。预防动脉粥样硬化，不止是少吃脂肪类食物。

粥样斑块

　　近年有一医学名词逐渐被关心健康的人士，尤其是中老年人知晓，其为"粥样斑块"，亦有直接称之为"斑块"者。斑块为何物？为何引人瞩目？

　　动脉的血管壁分3层，犹如一件棉袄的袖子，分面子、棉花、里子一样。这最里面的内膜还可以再细分几层，最里面的是一层单层细胞，就像人的皮肤一样，面对血液保护着血管的安全，所以也称为"内皮"。一旦这层内皮受到损伤，单层内皮细胞之间的间隙加大，门户开放，一些脂质的成分便可能在血流的压力下被冲入内皮细胞之下，尤其是那些"低密度脂蛋白胆固醇"，由于体积较大，常常在一定的压力下进得来、出不去。这些脂类物质一旦进入人体组织中，人体内的吞噬细胞便会将其吞了进去，本意是消除异物，但大量脂类物质的涌入，吞噬细胞食而不化，一个个腰圆体胖，成了一肚子脂肪的"泡沫细胞"。血管内膜的里层有一层"纤维板"，阻挡了这些含有大量脂质的细胞进一步内移，这些细胞只好堆积于血管内膜之下，多了便向血管腔中突出，形成了动脉血管壁上的"粥样斑块"，这种斑块过大，就会妨碍血液循环。

这"粥样斑块"不但阻碍血液顺畅地流动，关键问题还在于它并不牢固，因为它的顶层常常就是些不很健全的细胞形成的"纤维帽"，犹如一个皮薄馅多的包子。在血流的冲击下，一旦破裂，这些脂类的物质便顺流而下。动脉血管是从粗到细的，最后是将血液送到毛细血管去滋养全身的。顺流而下的脂质便会突然阻塞下游的某些较细的血管，使冠心病、脑卒中突然发作。阻塞血管的不但是脂肪，当"粥样斑块"破裂时还引发血液凝结，就如同皮肤破损出血了，血液很快就会形成血块封住伤口一样，这本是人体的一种保护机制，但当"粥样斑块"破裂时，血液竟也凝结形成血块，与那些破裂出来的脂类物质夹杂在一起，形成了一个含有脂肪的血块，叫作"血栓"，去阻塞下游的血管了。所以在心肌梗死、脑梗死急性发作期，"降脂治疗"远水救不了近火，紧急的治疗是"溶栓治疗"，使血栓块溶解，剩下的脂肪被冲入更细小的动脉，而缩小心、脑受影响的范围。

如今医学诊断技术进步，血管超声检查便能获知颈动脉有无"粥样斑块"，心脏冠脉CT检查便能知晓有无冠状动脉"粥样斑块"，因此"粥样斑块"如今逐步进入人们的视野。理论上，如果这些"粥样斑块"破裂，便可导致脑梗死、心肌梗死，所以可以说这些"粥样斑块"实在是动脉粥样硬化引起脑梗死、心肌梗死的直接原因，确实也应该重视。当然也不必过于恐慌，因为如今的科学研究证明：这"粥样斑块"破裂的可能性或称活动性，是与血脂中的"低密度脂蛋白胆固醇"的量呈正相关的，也就是说这"低密度脂蛋白胆固醇"越高，"粥样斑块"破裂的可能性便越大。因此，与其对"粥样斑块"惶惶不可终日，不如下点功夫来控制血脂。控制脂肪摄入，多做些体育运动是其一；定期检查血脂，若"低密度脂蛋白胆固醇"高，则需服用降脂药物，务必使其达标，以降低这"粥样斑块"破裂的可能性，是其二；而若同时还患有高血压、糖尿病之类，自然亦需加以控制，以免与此类疾病狼狈为奸，则为三。而且据"循证医学"的研究：若合并有糖尿病、高血压者，或已有过心肌梗死、脑梗死者，同时有"粥样斑块"存在，这血脂更应"达标"，而其中的"低密度脂蛋白胆固醇"甚至还应更低于正常，方始安全。

患有动脉粥样硬化并查出有"粥样斑块"者，除了应该加强对血脂的调控外，若无禁忌证、即不能服用之理由（如有活动性胃病、严重高血压、出血倾向等），应可遵医嘱长期服用小剂量阿司匹林，此药有阻止血栓形成的作用，即或有"粥样斑块"破裂之事发生，或不致引发血栓而加重心肌梗死、脑梗死病情。

　　"粥样斑块"对心脑血管病而言，已如城下之敌，不能不多加防范。不过也需知道这斑块植根于血管壁中，表面尚有"纤维帽"覆盖，亦并非随时都会破裂。慎重对待是应该的，惶惶不可终日则大可不必。

14 字诀

预防心脑血管病的关键在预防高血压、糖尿病，要控制脂肪与盐的摄入，要戒烟、控酒，要多运动，这些方面一个都不能少。都做到了，发生心脑血管病的概率一定会降低。

心脑血管病如今是危害我国民众生命健康最严重的疾病。心脑血管病包括冠状动脉粥样硬化性心脏病、心肌梗死、脑动脉硬化、脑梗死、脑出血等疾病。因患此类疾病而死亡的人数占各类疾病死亡人数的第一位，而脑梗死与脑出血合称的脑卒中，以单病种论，则是导致国人死亡的第一大病。这两个"第一"实在是我国民众健康的第一大敌。

心脑血管病固然可治，或是溶栓，或放支架，或是"搭桥"，但风险甚大，且非根治之法。故对此类疾病，预防发生才是上策。

　　心脏在胸腔中负责血液循环，脑在颅内负责思考记忆。何以相提并论？"心脑血管病"一词道出其病源在于血管，血管之病是动脉粥样硬化。"粥样"一词乃是指血管中脂类物质堆积，其色白，其质软，一如粥状之故。由此可见动脉粥样硬化之由来，是血液中脂类物质含量过高所致。人体内的脂类物质，有内生与外源两类。内生部分的多少或由遗传因素决定，但外源部分则全由人们从饮食中摄入。当然，脂肪亦是人体必需的营养素，不过"过犹不及"，摄入过多便会在动脉血管壁中沉积，尤其是动物脂肪，多含饱和脂肪酸，更容易在动脉血管壁中沉淀下来，形成动脉粥样硬化。其实，植物油中亦含有一定的饱和脂肪酸，若大量摄入，亦可导致动脉粥样硬化。故我国的《中国居民膳食指南（2016）》亦强调控制烹调用油，每人每日之烹调用油应不超过30克。实则我国民众如今生活改善，菜肴丰富，烹调用油大增。据调查每人每日的用量平均在44～69克，皆明显超标。故欲预防心脑血管病，首要之事便是控制脂肪的摄入。

　　高血压与动脉粥样硬化是互为因果的两个疾病，长年的高血压会损伤动脉，引发或加重动脉粥样硬化；而动脉粥样硬化使动脉血管失去弹性、血管腔变窄，亦加重高血压。高血压之病因涉及遗传因素、精神因素等。但近年的研究注意到高血压的发生与盐摄入过多有关。血液中过多的盐分将保留许多水分在血液中，增加了血管中的流量，过多的盐分还刺激肾脏分泌更多的"肾素"，而肾素又激活"血管紧张素原"形成，"血管紧张素"使动脉血管壁收紧。血管中流量增加，血管壁再一收紧，血压岂能不高？我国民众多口味重，食盐量超标许多。《指南》希望每人每日盐的摄入量不超过6克，实则我国民众每人每日摄入盐之量高达10.5克。高血压不但加重动脉粥样硬化，更是脑出血直接的病因。故控制盐的摄入在我国实应大加提倡。

关于动脉粥样硬化，近年的研究进一步揭示了其成因，首先是与动脉血管的内皮损伤有关。导致血管内皮损伤的因素甚多，老年人血管内皮的退化是原因之一，高血压的长年冲击，长年高浓度的血糖都会损伤血管，而吸烟则是导致血管内皮损伤的另一个重要的原因。烟雾中有众多的有害物质，都能损伤血管内皮细胞。烟雾中的尼古丁还能使冠状动脉痉挛，故吸烟甚至可以直接诱发冠心病发作。所以控烟乃是预防心血管病极为重要的一环。

或谓酒能扩张血管，应有益于心脑血管。不过事实上饮酒也只能扩张面部的一些毛细血管而已，对心脑血管的扩张并无裨益。过量饮酒使心跳加快、心律紊乱、血压升高，引发脑出血之事屡见不鲜，故控酒亦是预防心脑血管病的重要环节之一。

近年我国糖尿病大流行，据统计我国有糖尿病患者9 240多万。糖尿病远不只是血中葡萄糖含量多一点的问题。糖尿病患者的糖代谢紊乱，必将导致脂肪的代谢紊乱，引发动脉粥样硬化。糖尿病患者晚期常有从头到脚的许多并发症，事实上是这些部位的血管受损所致。故许多专家指出糖尿病即血管病，甚至称失治，即未治或未能控制的糖尿病为心肌梗死的"等危症"，即此类患者发生心肌梗死的危险性与曾发生心肌梗死者再度发生心肌梗死的机会相等。事实上，糖尿病患者最终命丧心脑血管病者占70%！可见欲预防心脑血管病，必先预防糖尿病。而预防糖尿病之法，专家已经给出了"管住嘴，迈开腿"六个大字，即控制饮食的总量和增加体育活动两条。

如此看来，欲预防严重危害我国民众健康的心血管病，还得从生活中的一些"小事"做起：控油、控盐、控饭量，戒烟、限酒、多运动。

如能真正做到这14个字，不能说保证绝对不生心脑血管病，但发生心脑血管病的机会是一定会减少的。

并非"意外"之"意外"

"中风"一词在民众中的"知名度"颇高。"中风"是指突然发生的半边身体不能动弹、口眼歪斜、言语不清、甚至神志丧失的一组疾病,现代医学称为"脑卒中"。中医因看到这种病人有的手脚或是口角会抽动,认为有风才会动,所以将这类疾病的病因归之于风,认为这些病人中了"风邪",所以称为"中风"。同时也观察到这些病常常是突然发生的,"猝不及防",猝与卒通,"卒然中风",故亦称为"卒中"。现代医学将这组疾病总称之为"脑血管意外",其英文原是 cerebrovascular accident,即脑血管的 accident。Accident 是"突然发生的事故"之意,突然发生、没有思想准备,所以译成中文就叫它"意外"了。

"脑血管意外"包括脑出血、蛛网膜下腔出血、脑血栓形成、脑栓塞及脑血管痉挛等一系列脑部血管"突然"发生问题引起的疾病。我国近年发布的中国居民死因调查显示：脑血管意外已经成为我国头号致死大病。我国每年脑血管意外发病约250万人，死亡过半。此病不但死亡率高，致残率亦高，几乎非死即残，我国现存因脑血管意外后遗症，致"半身不遂"者约700万，占全人口的0.5%，实在是我国一项重大的社会卫生问题。

脑血管意外大致可以区分为出血性与缺血性两类。脑出血、蛛网膜下腔出血属于出血性的一类；脑血栓形成、脑栓塞及脑血管痉挛属于缺血性的一类。脑部的血管破裂了，血出在脑实质内者称为脑出血，多与动脉粥样硬化、高血压或脑动脉瘤有关。血出于颅脑之内，颅骨不能伸缩，出血不论多少必定压迫脑组织，若压迫了重要部位或是出血过多，必定性命难保。若出血进入蛛网膜下腔，这儿本是贮存脑脊液的一个腔隙，虽稍有余地，但若是大量出血也有危险。

缺血性的脑血栓形成，脑栓塞是脑部的血管被堵塞了，血管一旦被堵塞则必定导致部分脑组织缺血、坏死，患者性命难保。而血管之所以被堵塞，则原因有二：一是因为动脉粥样硬化，血管腔狭窄，又加血脂过高、血黏度高，血流缓慢，以致血液在血管内凝结起来形成堵塞，称为脑血栓形成；而外来的栓子，顺着血液循环进入脑部血管，造成阻塞者则名为脑栓塞。血管中何来栓子？一是动脉粥样硬化的粥样斑块（一些脂肪类物质形成的团块）破裂，这一破裂还会激发血液凝结，于是血块夹着脂肪形成栓子，这在颈动脉、椎动脉粥样硬化严重者尤多可能。二是各种心脏病所致的心房颤动，血液在心房中涡旋，形成些小血块附在心房壁上，若是脱落下来，便有可能被血流冲到脑血管中形成脑血栓；至于脑血管痉挛则多见于血压突然升高等原因引起的血管一时性的收缩，使相应的脑组织暂时缺血，引起一个短时间的手麻、偏瘫、失语、失明等症状，因多可恢复，故俗称为"小中风"。

"猝不及防"的"卒中"也好，脑血管的"意外"也罢，反正，无论中西医学，都将此病看成是突然发生的疾病。此病进展迅速，多数病例根治乏术，后果严重。因此，预防至为重要。幸而，现代医学研究证明此病也并非如其名曰"意外"，而是有因可究、有源可查的。如果能针对其病因、病源采取措施，那么，应该说多数的脑血管意外还是可以避免的。

预防脑血管意外第一重要之事为控制高血压。高血压本是一种保障脑部有充分血液供应的生理机制。但是长年过高的血压必定导致脑血管损伤而破裂。所以有人甚至说："没有高血压就没有脑出血"。此说是可信的，因为据研究，血压高于 160/90 毫米汞柱是脑出血的重要危险因素，在此基础上，收缩压每升高 10 毫米汞柱，脑血管意外发作的危险性就增加 49%；舒张压每增加 5 毫米汞柱，危险性就增加 46%。而我国恰恰是高血压"大国"，据调查我国有 3 亿高血压患者。

发生脑血管意外的血管，绝大多数是动脉粥样硬化的血管，而动脉粥样硬化的发生，与脂肪代谢的紊乱有关。我国有脂代谢紊乱者逾 2 亿，甚至有人估计我国 40 岁以上的人群可能"都已经有了不同程度的动脉粥样硬化"。"糖尿病即血管病"，糖尿病是损伤血管的重要病因，我国有糖尿病患者 9 240 万。吸烟是动脉粥样硬化的重要病因，我国有烟民 3.5 亿，外加 5.4 亿被动吸烟者……

从这些数字不难看出，我国脑血管意外成为第一位人口死因，其实并不"意外"。因为这个病的发生在我国有广泛的基础。要预防脑血管意外，必须消除这些基础性疾病，防治高血压、动脉粥样硬化、糖尿病。防控这些疾病需要药物治疗，更离不开调整生活行为，建立健康的生活方式。

脑血管意外并不"意外"，它是可以预防的。

老龄化与癌症

曾见报道：有某名老中医擅治癌症，患者趋之若鹜，其诊室一号难求。老专家不辞劳苦，每每为病者加号，犹不能满足患者求诊之需。有记者造访，专家感叹曰：癌症患者越治越多，令人毫无成就感。专家拳拳之心跃然纸上。记得以前读到过某药店的门前有楹联曰：宁愿架上药生尘，但求天下人无病，是同一理。

这癌症究竟是多了，还是少了？多，似乎已是不争的事实。

根据我国国家癌症中心发表于著名医学杂志《柳叶刀·肿瘤学》上的一篇名为《中国癌症负担40年变迁》的文章显示：我国居民死于癌症的比例从1993—1995年间的10.1%上升到2015年的24.2%，癌症粗死亡率从74.2/10万上升到170.1/10万。癌症已经成为我国居民仅次于心脑血管病的第二位死亡原因。癌症之多已无任何疑义，而且在严重威胁着我国民众的生命健康。当然癌症之多，并非我国一国的问题，世界各国，尤其是发达国家俱是如此。

细心的读者可能已经注意到，这文章中引用的数据为癌症的"粗死亡率"。粗者，大约也，或许不够准确吧。不过，需知这"粗死亡率"却也是一组极为准确的数字，由当年死于癌症的人数除以当年的人口总数精确计算而得。那么何以称之为"粗"死亡率呢？原来癌症多见于老年人，而随着国家经济的发展，民众生活改善，加以科技进步、医疗普及，我国的人口结构正快速进入老龄化。以上述数据为例：2015年我国老龄人口的比例肯定高于1993—1995年了，那么，这癌症死亡率的"增高"是否与此有关呢？

为了解决这一问题，流行病学家还有另一种统计方法：称为"年龄标准化死亡率"，简称标化死亡率。这种统计方法是将纳入统计的人群按不同的年龄段细分：如60～64岁、65～69岁、70～74岁等分别统计各年龄段的癌症死亡数，乘以某指定年份（我国通用1982年）的该年龄段的人口构成比，然后将各年龄段数据相加，并换算成每10万人口中癌症的死亡率。这样便可避免了因人口结构老龄化对癌症死亡率的影响。据我国国家癌症中心发表的数据显示，自1990—1992年以来，我国癌症的标化死亡率就一直有所下降，从94.4/10万下降至2015年的77.9/10万。由此看来，剔除了人口结构老龄化的因素，我国居民癌症死亡率的下降也是肯定的。简而言之，虽然总体上看来我国癌症死亡人数在上升，但这是因为老年人的人数大幅度增多所造成的，实际上癌症的死亡率是在下降。

打个比方吧：一个居民区有 1 000 个居民，其中 100 位老人，占 10%，用手杖者 20 人，则该居民区之居民手杖使用率为 2%。20 年后该居民区居民增到 1 500 人，用手杖者 50 人，则该居民区之居民手杖使用率为 3.3%，较 20 年前是显著增高了，是说明这里的人较 20 年前体力下降了吗？不是，这居民区现有老人 300 人（老龄化），用手杖者 50 人占老年人的 1/6。若非老龄化，按 20 年前（未老龄化）老年人的人口构成比 10%，则该小区老年人数应为 150 人，若 1/6 持杖则为 25 人，在 1 500 居民中有 25 人使用手杖，则该居区手杖使用率为 1.7%，较 20 年前是减少了，说明这里的人体力较 20 年前更好了。这 3.3% 便是粗手杖使用率，而 1.7% 则是年龄标准化（标化）手杖使用率。

我国癌症的标化死亡率的下降，说明了我国防癌、抗癌工作取得了一定的成效，这从我国癌症患者的 5 年生存率的提高也可以得到证明：我国所有癌症的 5 年生存率 2003—2005 年为 30.8%，2012—2015 年则已上升为 40.5%，是十分令人欣喜之事。

不过问题是复杂的，据国家癌症中心的报告：我国的肺癌、乳腺癌与大肠癌无论粗死亡率还是标化死亡率都仍在上升，而胃癌、食管癌与肝癌的标化死亡率虽有下降，但此类癌症患者在我国的数量仍十分庞大，对国家、对民众而言，"负担"都仍沉重。

我国人口结构的老龄化，使得癌症增多，以致癌症的粗死亡率上升，癌症防治的形势更加严峻。不过，人口结构的老龄化也说明了我国民众的健康水平提高，寿命延长，是社会进步、医疗发展、生活幸福的表现，自然是大家都乐于见到的事。从我国癌症年龄标准化死亡率的下降，说明近 40 年来我国癌症的防治工作是卓有成效的，但是，从部分癌症的标化死亡率仍在上升，部分癌症患者"负担"沉重的情况看，我国的癌症防治工作任重道远。

癌症是一种基因与环境相互作用形成的疾病，解决癌症问题寄希望于科技的进步，也寄希望于环境的改善，而这个"环境"是指人体的内、外环境，需得全社会的努力，当然更需要每个人自身的努力：建立健康的生活方式远离癌症。

癌症防治形势喜人

世界卫生组织癌症专家委员会曾于 20 世纪 90 年代初发布过对于癌症防控的"3 个三分之一"的说法，即：三分之一的癌症是可以预防的、三分之一的癌症早期发现是可以治愈的、三分之一的癌症经过积极治疗是可以延长生命的。这 3 个三分之一表述了人类与癌症斗争的总体形势：可防可治。这曾经给予人们许多安慰、许多鼓舞。

近 30 年过去了，专家们严谨，还未给出新的说法。但是事实上癌症防治的形势无时不在起着变化，固然有局部地区或某种癌发病率增高的报道，但总体上全球癌症防治的形势是在向好的方向转化。虽然这些变化有的可能只是对某一种或某一类癌症的，或者这些进步也还有限还需继续探索，但是聚沙成塔、集腋成裘，近 30 年的进步也是可观的。

就说癌症的预防问题吧。预防癌症、避免发生癌症自然是人们永恒的愿望。近 30 年来在与感染相关的癌症中，预防取得了很大的进展。宫颈癌与高危类型的人乳头状瘤病毒感染相关，德国人汉斯研究成功人乳头状瘤病毒疫苗，已在临床应用多年，近年我国亦已引进并广泛接种。人乳头状瘤病毒疫苗的接种预防了高危类型的人乳头状瘤病毒感染，便也就预防了宫颈癌，所以这疫苗已被称为宫颈癌疫苗，也是人类第一支防癌疫苗。而且有研究报道：肛门癌、会阴癌甚至某些食管癌也可能与人乳头状瘤病毒感染有关。若是，则这种疫苗应当对此类癌症亦有预防作用。

乙肝疫苗预防乙型肝炎病毒感染的作用已经肯定，我国自 20 世纪 90 年代初推广使用以来，至少减少了 7 000 万慢性乙型肝炎病毒感染者。而且已经明确看到，在接种过乙肝疫苗的人群中肝癌的发病率显著下降，所以学者们乐观地预见：再过二三十年，我国肝癌的发病率必将大幅度下降。乙肝疫苗是预防乙肝病毒感染的疫苗，但乙肝病毒感染，尤其是感染慢性化后确是肝癌主要的病因，预防了乙肝病毒感染，便也预防了肝癌。另外，近 20 年来针对乙肝病毒感染的药物治疗不断发展，现已接近达到可以"临床治愈"的地步，已有许多报道表明：此类药物治疗减少了患者体内乙肝病毒的含量，也减少了发生肝癌的机会。

近年来我国胃癌发病率有所下降，不仅我国，整个东亚地区的胃癌发病率皆有下降的趋势，一般认为与东亚地区经济发展，民众营养改善有关，但有专家指出：与营养条件改善固然可能有关，但恐更重要的是随着经济发展，医疗条件改善，幽门螺杆菌感染得到有效控制，慢性胃部疾病减少，胃癌亦随之减少了。

早已有专家指出：癌症至少有半数可被预防。从近二三十年的进展来看：由于宫颈癌、肝癌、胃癌都是发病率很高的癌症，如果这些癌症能被预防或部分被预防，那么20世纪90年代初所说三分之一的癌症可以预防，如今则肯定不止三分之一了。

同样，癌症早期发现的工作亦大有进展。癌症有"基因病"的说法，随着人类对于基因研究的深化，越来越多的癌基因被识别，越来越多的基因诊断被用于临床，有理由相信今后癌症的诊断必将越来越早。就以临床应用的技术而言，由于经济的发展与科学知识的普及，肿瘤"筛查"的概念在经济文化较为发达的国家和地区开始普遍被接受。其结果是一些癌症的早期诊断率明显被提高。近30年来在这方面比较突出的进展是：其一，超声波被用于对甲状腺、乳腺的检查，其结果，特别是在甲状腺，查出了大量过去无法临床检出的结节，其中自然是包括了许多早期甲状腺癌。其二，是近年在一些经济发展较好的地区开展的用低剂量螺旋CT做肺癌筛查的工作，的确发现了一些早期肺癌的病例，手术切除取得了良好的效果，许多专家认为治愈有望。

即使未能早期发现的癌症，近30年来在临床医疗方面亦有许多进展可圈可点。某些类型的血液肿瘤接近可被治愈；肝癌等实体肿瘤的介入治疗确实有效；分子靶向治疗崭露头角，免疫治疗前景诱人。此外，更重要的是治疗理念的转变：从单一的治疗转向综合治疗，从追求消灭肿瘤到追求患者生活质量的提高等。

肿瘤是一种顽疾，在诊断、治疗上的每一点进步都来之不易。世界卫生组织癌症专家委员会近30年前提到的癌症防治的"3个三分之一"，今天看来基本格局虽然未变，但事实上，无论预防、诊断、治疗，都有着许多可喜的进步。

人类终将战胜癌症，是必定的。

少发易治

　　"战胜癌症"是全人类的希望。但是，怎样才算战胜了癌症呢？癌症是机体自身细胞的病变，患者体内的癌细胞可以被消灭，但作为一类疾病，从人类疾病谱中被除名，大约不大可能，至少以目前的科技水平办不到。但是让癌症变得"少发易治"倒是应该有可能的。

　　癌症如今是严重威胁人类生命健康的疾病，在我国是仅次于心脑血管病的第二位人口死亡病因。而且随着人口的老龄化、环境污染及如吸烟、酗酒等不良生活行为的失控，我国癌症的发病情况，在相当一段时间内将会只升不降。癌症当然可以治疗，但"防患于未然"方合情理。

　　肿瘤学界有"生活方式癌"之说，概言癌症的发生，多与不良生活行为相关。此说并非耸人听闻，实在是提醒人们关注自己的生活行为。比如吸烟与肺癌、喉癌、食管癌、膀胱癌等有关，嗜酒与肝癌、胰腺癌有关，高脂肪饮食与大肠癌、乳腺癌有关，高盐饮食与食管癌、胃癌有关，早婚多产者宫颈癌发病率高等。故建立良好的生活方式，必定有助于防癌。

世界癌症基金会专家曾有报告：癌症的 1/3 是可以预防的，并非妄言。

世界癌症基金会专家亦曾指出：癌症的 1/3 如获早期发现，是可以治愈的。

在我们的周围，生活着许多曾经患过癌症的患者。他们健康状况良好，许多患者事实上已经治愈。他们共同的特点大多是被早期发现，并经彻底治疗（尤其是做了手术切除）的患者。不少癌症是有可能被治愈的，前提是早发现、早诊断、早治疗。

癌症的早期发现的难度之一，是各种癌症的检查方法不同，胃肠道的癌症如今主要通过胃镜、肠镜检查证实；肺癌需要依赖胸部 X 线摄片、最好是做 CT 检查发现；肝癌需做超声波或 CT 检查；胰腺癌需做 CT 或磁共振检查；乳腺癌先得由有经验的医师手检，再加超声检查，确诊尚需做病理切片检查；而宫颈癌需要妇科医师在宫颈部取样检查……没有一种方法可以查出全身各处的癌。近年有一种称为"PET-CT"的检查方法，给人从头到脚做一次"扫描"，虽然主事者常说可以查出全身的癌，但是微小的病变未必一定能查出，查出有放射线聚集之处，只说明该处组织代谢旺盛，并不等于就是癌症。不但花费甚多，且有放射性物质注入体内，似乎也不适合定期反复使用。

幸而，大量的研究表明：患某种癌症的机会并非人人均等，有些人较其他人更容易患某种癌，肿瘤学中称这些人为某种癌的"高危对象"或"易患人员"。而此类人员针对其可能相对易患的癌症做相关检查即可。

有些癌症的"高危对象"希望有个办法让他从"高危对象"转化为"低危对象"，以解除癌症的威胁。想法甚佳，可惜目前多数情况下尚缺少可靠的办法。癌症的发生有患者内在与外在的因素，前者多与基因相关，可能导致人体对某些致癌物质"易感"，即较别人更容易感受。而后者即致癌物质，作用于人体导致癌症的发生，这是一个漫长的过程，所以提倡健康的生活方式，尽量避开这些致癌因素，或许便可减少患癌症的机会。这对每个人来说，包括年轻人，都是必要的，因为人们并不知道自己对何种致癌物质可能比别人更易感，所以若是属于某种癌症的"高危对象"，当然就更是必须如此了。比如说一位慢性乙型肝炎的患者，是肝癌的高危对象，当然应该忌酒，因为酒精有促癌作用；也应该戒烟，因为烟雾中的致癌物质多达69种，不能认为与肝癌无关；甚至脂肪饮食也需适当控制，因为脂肪肝更会加重慢性乙肝。当然对乙型肝炎患者而言，积极的抗病毒治疗或有可能减少发展为肝癌的机会。

美国国家癌症研究所曾提到，人类"战胜癌症"的前景是"少发易治"。这个提法是合理的,"消灭癌症"既不可能,那么少发生些,万一发生也还容易治,也就可以了。而要能做到"少发",就必得重视预防,而要"易治"就得在早发现、早诊断、早治疗上下功夫。欧美国家的肺癌近年发病率已见下降,便是大力推进控烟工作的结果;乳腺癌等一些癌症的死亡率降低,便是努力推行定期检查,使癌症能较早地被发现、断诊、治疗的结果。

"少发易治"应是一种务实的提法。患肿瘤的人很少,即使得了肿瘤也容易治好,也应该算是"攻克"了肿瘤了吧。

离它远些

生老病死是自然规律，人要与之抗衡还真不容易。

人体的细胞不断地进行着新陈代谢，新细胞由老细胞分裂增殖而来，新细胞继承了老细胞的形态和功能，或者说是样子和本领，这个与生俱来的本领是由基因决定的。带有遗传信息的基因存在于细胞核的染色体中，这染色体为双螺旋结构，就像一根"天津麻花"一样，当细胞分裂时这染色体也一分为二，分别进入两个新细胞之中，并以其为"蓝本"进行碱基配对，各自在新细胞中形成新的、与老细胞一样的双螺旋结构的染色体。染色体在新陈代谢的过程中容易受到磨损，如果磨损到一定的程度，这细胞便不能再进行分裂了。若是细胞们都不再分裂，随着老细胞的衰亡，生命也将终止。

不过，人体对这染色体在分裂中可能发生的磨损也有保护之策：在染色体的两端各有一个称为"端粒"的结构保护着染色体，好比鞋带两头的套管，有保护着鞋带免于磨损的作用。不过这端粒本身却也会有被磨损而缩短的情况，当端粒被磨损缩短到一定的程度，便丧失了对染色体的保护作用。因此，细胞分裂到一定的程度便也不能再继续分裂，细胞就进入衰亡的阶段。

然而对端粒的损伤，人体也却有保护机制：在端粒处有一种酶，称为端粒酶。这端粒酶能使端粒延长。这可是一个了不起的发现，因为端粒的延长便意味着细胞寿命的延长，而细胞寿命的延长也意味着人的寿命的延长。

问题是除了造血干细胞及生殖细胞外，其他的细胞中端粒酶微乎其微。那么能不能弄点端粒酶加进去呢？科学家在一般的细胞中加进端粒酶，细胞的寿命延长了50%。令人遗憾的是：同时却又发现了肿瘤细胞中这端粒酶却非常之丰富，难怪肿瘤细胞能生生不息。把端粒酶弄到细胞里去，会不会引发细胞癌变？那么，我们反其道而行之，想法弄掉肿瘤细胞的端粒酶，这肿瘤细胞不就不长了吗？不过，肿瘤细胞长在正常细胞之中，也怕弄掉肿瘤细胞端粒酶的同时，人体正常细胞那一点点儿端粒酶也完蛋了，人体的正常细胞也都凋亡了。

抗衰老的线索却又引出了肿瘤的问题，抗肿瘤的妙计又怕会促成衰老。抗衰老与抗肿瘤竟是个悖论。生老病死是自然规律，人要与之抗衡还真不容易。

衰老是自然界永恒的规律，人总是会衰老的，在衰老的同时，人体自身事实上也在自发地"抗衰老"，人老了许多器官萎缩了，但前列腺反而会增生，骨质也会增生，若是增生过头，便会形成前列腺肥大，关节附近长骨刺；人老了许多脏器的功能会衰退，但心脏的搏动会代偿性地增强，动脉血管的紧张度也会增加，本意是为了保障身体各处有充分的血液供应，但若是反应过度，结果却是形成了高血压病。以此推测，人老了，细胞分裂减少了，而肿瘤能大量分裂增殖，或许也可能是人体抗衰老的产物之一，只不过它是帮了倒忙而已。说这话的意思是：人患肿瘤也不过是一种自然的生命现象而已。

既然生老病死是自然规律，人们对它就应该有个正确的认识。说得更直白一些，人的生命有开始就必有终结，疾病是导致生命终结的一种主要形式，肿瘤便是其中之一。据有关部门调查：心脑血管病、肿瘤、慢性呼吸道疾病、糖尿病占我国居民死因的85%，其中肿瘤便独占22%。须知并非上苍独薄中国人，许多发达国家皆是如此。不发达国家在这一点上倒好些，肿瘤占死因的比例小些，但人百分之百也必定会有生命的终结，可能因为饥荒、战乱，也可能由于鼠疫、霍乱、埃博拉……

近年有肿瘤是一种"慢性病"之说。确实，按现代的科技水平，肿瘤如能积极治疗，确实可以延长生命，而且是健康的生命。如能早期发现，甚至还可望治愈。其实，对于大多数其他各种"慢性病"来说：控制病情的发展、延长健康的寿命，目标大致也就是如此吧。高血压病、糖尿病、冠心病不都是如此吗？肿瘤，说来还有"治愈"的希望，高血压病、糖尿病、冠心病还难有此望呢。我们是不是应该用这种心态来看待肿瘤呢？

那么人们只能听任肿瘤肆虐吗？当然不是。世界癌症基金会的专家明确指出："癌症的 1/3 是可以预防的、1/3 若能早期发现是可以治愈的、1/3 经积极治疗是可以延长生命的"。这话是近 30 年前说的。最近已经有人推算说："癌症的半数是可以预防的"。

前文讲到细胞在新陈代谢中之所以能维持其与"父代"相同的形态与功能，关键在于基因的传承。但需知这基因不仅会在新陈代谢中受到损伤，也会受到环境中有害因素的损害。人体的基因约有 35 000 个，其中就有一部分与某些肿瘤相关，可以称之为"癌基因"。若它们不受侵扰，或也可以相安无事，但若受到相应有害因素的损伤，它们便会发生"突变"。这癌基因一变，新生的细胞便可能变成癌细胞了。这些损害癌基因的因素便是致癌因素。

许多致癌因素存在于人的生活行为之中，比如吸烟、嗜酒，高脂、高盐的饮食，久坐少动，心理状况不良等皆是。"趋利避害"本是动物的本能，人们便应该努力避开它。人们的生活行为当中也有许多有利于抑制肿瘤发生的因素，比如多吃新鲜蔬菜、水果，坚持体育锻炼，注射疫苗（如乙肝疫苗、宫颈癌疫苗等），保持心情愉快等，人们皆应该努力去做。这样，虽不能说绝对可以不患肿瘤，但人们肯定可以离它远些。

生老病死是自然规律，任何人无法抗拒，但人是智慧的动物，可以在这个规律之下寻求某种变通。就像虽说"人生自古谁无死"，但人可以活得更长久、更健康一样，人难免会生病，也不可能绝对避免患肿瘤，但建立健康的生活行为，人肯定可以离它远些、更远些。

糖尿病与癌

糖乃人体所需之营养素，患糖尿病之人血中血糖增高，何虑之有？其实"血糖增高"之本质乃是反映身体不能利用糖分，并非这糖有什么不好。身体不能利用糖分便会导致的一系列代谢紊乱，而引发许多并发症，危害人体健康。糖尿病的并发症甚多，近年的研究发现癌症亦与之有关，因此，糖尿病患者还需重点注意防癌之事。

糖尿病如今多哉矣，据中华医学会糖尿病学分会报告：我国现有糖尿病患者9 240万人，已成世界第一糖尿病大国。还有"糖耐量受损"，即空腹血糖或餐后两小时血糖已经超标的人约1亿2 000万，而这些人中相当大的一部分可能进展为糖尿病患者。

何以致此？据说是因为我国人民几千年来大多没吃饱，因此我们中国人的基因"耐饥不耐饱"。这话听起来令人不快，似乎中国人"该吃不饱"似的。不过从总体上看，这话倒也是事实，体内的"节约基因"代代相传，十分活跃。这节约基因能将有限的食物，提供的有限的能量，充分地利用，稍有多余，还能贮存以作"备荒"之用，所以中国人能耐饥。但如今情况大变：中国的经济发展了，民众衣食无忧了，或许是对以前"没吃饱"的逆反，中国人如今对于吃是下了功夫的，不但饮食量大，而且多油腻之食。偏偏科技进步，不但体力劳动大大减少，即使日常生活中的体力活动亦被汽车、电梯、洗衣机之类代劳了。结果是能量大量地摄入，而消耗明显减少。这"节约基因"仍在，而且不识时务地在努力工作，将大量的能量化为脂肪贮存在人体内，结果导致肥胖。肥胖又引发"胰岛素抵抗"，即自身的胰岛素被抵抗了、不灵了，于是糖尿病形成，所以说中国人"不耐饱"似乎也有点道理。

糖尿病可治，治疗之法是控制饮食、增加运动以及药物治疗。如若治疗得法，血糖可以控制，患者生活、工作如常，甚至与无糖尿病之人一样可享天年。糖尿病之危害在"并发症"，即因糖尿病而引起之其他病症。糖尿病的并发症甚多，有人戏称一本《内科学》书里一半的病，都可能在糖尿病的并发症的名单里找到。不过最常见的是感染性疾病和血管病。前者如气管炎、肺炎、膀胱炎、长疖子、生疮之类，后者如动脉粥样硬化、冠心病、脑梗死、脑出血等心脑血管病，以及由于小血管病变引起的足坏疽、视网膜出血等病变。其实治疗糖尿病的目的，也就在于预防这些并发症。理论上，糖尿病控制好了，便可以避免这些并发症，至少是减轻或推迟这些并发症的发生。

以往见到的糖尿病多为 1 型糖尿病，其发生与遗传因素关系密切，患者体内的胰岛素甚缺。1 型糖尿病多在幼年时即发病，几乎全依赖胰岛素治疗，若治疗不当，多难长寿。而如今的糖尿病多为因"多吃少动"而致的 2 型糖尿病。这 2 型糖尿病多见于中老年之人，却又多了一类并发症：癌症。癌症在中老年人中原本发生率就高，近年的研究发现患糖尿病后癌症的发病率更高了。糖尿病患者又患癌症，真是雪上加霜，这事不能不提高警惕。

这 2 型糖尿病何以与癌症有了关联？除了在年龄上有些相关之外，一般的概念是糖尿病患者抵抗力低，因此容易生癌，似乎也有点道理。不过癌症多因"细胞免疫"功能不足而起，与一般所谓容易伤风感冒或是容易发生感染的"抵抗力差"，还不是一回事。亦有认为血糖高了，人体细胞得到的养分多了，细胞容易"增生"，增生过头了，就变成癌细胞了。此说其实于理不合，因为糖尿病之所以成为"病"，便是人体组织（细胞）不能正常利用糖分所致，难道这癌细胞倒能利用？

近年的分子生物学研究发现，糖尿病患者体内多有一种称为"胰岛素生长因子"的物质，顾名思义，此物可促进胰岛素的生长，本是为糖尿病患者体内胰岛素不足的一种补救措施。可惜此物不但促进胰岛素的生长，也促进了细胞的增生。一旦体内有了对正常新陈代谢、新旧更迭离经叛道的"变异细胞"（这种细胞是常会出现的，若是人体的免疫力正常，便被消除），便会因此发展起来，最终癌变。

再仔细看看与糖尿病相关的癌症，即患糖尿病后增加了的癌症，主要是胰腺癌、结肠癌、肝癌、乳腺癌、子宫内膜癌。这些癌症，除肝癌外，其发病因素皆认为与高脂肪饮食相关。即使肝癌，也认为高脂肪饮食导致的脂肪肝，会促进原有的慢性肝炎恶化。而这2型糖尿病的发生恰恰常因高脂肪、高能量摄入，导致肥胖、产生"胰岛素抵抗"所致。所以糖尿病与此类癌症很可能"本是同根生"的一对苦瓜。而糖尿病的发生，可能因此促进了这些癌症的发作。所以，糖尿病患者要时时关注并发症的预防，也必须包括对于此类癌症的预防。甚至还有医学研究提到：胰腺癌可因涉及损害胰岛细胞、致胰岛素产量减少而以糖尿病的面目先示于人。故认为若某人突然发生糖尿病，还须检查是否为胰腺癌所致。若是，或许胰腺癌亦因之早些诊断出来，治疗的效果自会好些。当然此非糖尿病并发胰腺癌，而是胰腺癌并发糖尿病了。

有趣的是，近年的研究发现，有一种名为"二甲双胍"的降糖药有防癌作用。二甲双胍是一种老药，起用于20世纪五六十年代，此药价格低廉，对糖尿病疗效肯定。美国糖尿病学会推荐其作为治疗糖尿病的基础药物，并认为可以使用于糖尿病治疗的全过程。如今却发现应用此药的糖尿病患者患癌症的风险减少了一半，而且应用越久，防癌的作用越明显。进一步的研究还发现这二甲双胍甚至有直接的抗癌作用，在动物实验中对乳腺癌、肺癌、口腔癌的癌细胞都有抑制作用。二甲双胍今后能否作为抗癌药使用，尚待更进一步的研究，但用于治疗糖尿病早无疑义。糖尿病患者易患癌症，此降糖药恰有防癌作用，岂非上天善意？

糖尿病患者为许多癌症的"好发对象"，这事不能不引起充分的警惕。

音频
《癌症》

不仅是尿中有糖的问题

我国糖尿病患者可能已达9 240万人之众。

糖尿病是因人体内胰岛素绝对或相对不足，或是机体对胰岛素不再敏感而起。糖尿病患者血中糖分增高并经尿中排出部分，所以当初现代医学传入我国之时，便将此病定名为"糖尿病"，即"尿中有糖之病"。直到二三十年前，医生们也主要是依靠化验尿液来发现糖尿病，并要教患者学会自己验尿，以控制饮食和药量。由于糖尿病发展缓慢，许多患者多无症状，所以不少患者以为"也就是尿里有点糖分"罢了。

其实糖尿病远不是"尿里有点糖"那么简单的问题。尿里排出糖，是因为血里糖分过高之故，而血里糖分过高，是身体没有很好利用这些糖分的结果。糖的消化、吸收不难，但它要为身体所利用，则需经过一系列的生物化学的变化。在这一系列的变化中，胰岛素是必不可少的一种物质。缺少了胰岛素，人体便不能利用血液里的糖分，于是血糖就会升高，并从尿中排出。

糖是人体活动的主要"能源"，人体若无此能源可用，不得已而求其次，只好动用蛋白质和脂肪。蛋白质被大量分解，于是患者形体消瘦、软弱无力、抵抗力下降，容易发生各种感染。贮存在身体里的脂肪被动员出来，分解为游离脂肪酸，并常伴有甘油三酯及被称为"坏胆固醇"的低密度脂蛋白胆固醇的增高，以致引发动脉粥样硬化、脂肪肝等脂代谢紊乱的并发症。其中最为严重的是因动脉粥样硬化而引起的心脑血管病。据统计，糖尿病患者中半数以上、甚至70%，最终因心脑血管病如心肌梗死、脑出血等而致命。心脏病专家甚至将糖尿病列为心肌梗死的"等危症"，即糖尿病患者发生心肌梗死的危险性，与曾发生过心肌梗死的患者再次发生心肌梗死的危险性相同！故有学者建议将糖尿病改称为"糖脂病"，以引起人们对糖尿病引发脂代谢紊乱的重视。

单纯脂代谢紊乱引发的动脉粥样硬化，主要涉及较大的动脉，引发心脑血管病。而糖尿病引发的血管病变，因糖蛋白沉淀于血管壁基膜上损伤血管，涉及大小动脉、静脉、毛细血管，几乎所有血管皆"统吃"了。血管的病变除了会导致心脑血管病外，若涉及肾脏、神经、眼睛、足部等，会引起糖尿病性肾小球硬化乃至肾衰竭、神经炎以致手足感觉缺失、眼底病变导致失明、足坏疽以致需要截肢等。可以说糖尿病引发的血管病变，凡有血管之处，皆可受其害。其危害之广、之烈，较之动脉粥样硬化实在是有过之而无不及。所以亦有学者指出，糖尿病即血管病。

还有一件糟糕的事是：糖尿病患者身体虚弱，抵抗力差，容易发生各种感染，如泌尿道、呼吸道感染等，甚至形成败血症，是久已知之的。近年来许多学者已经注意到糖尿病还容易引发癌症。目前至少认为胰腺癌肯定是与糖尿病有关的，肝癌及大肠癌与糖尿病的关系也日渐明确。

以上所述的还仅仅是糖尿病的主要的慢性并发症，糖尿病如果不治，任其发展，还会有许多急性并发症，如糖尿病酮症酸中毒、糖尿病高渗性昏迷等，皆可致命。所以对于糖尿病万万不可掉以轻心。

幸而，糖尿病可以治疗。重者可以注射胰岛素，轻者可用降糖药。糖尿病患者需要持续终身的、严格的饮食控制，需要持之以恒的因人、因地制宜地运动。不过近年来糖尿病专家们都建议还要加上教育与检测两项，才能达到满意的境界。教育，是指糖尿病患者应该学习各种相关的知识，不要去相信有什么祖传秘方能根治糖尿病之类的传闻；检测是指患者应该经常检查血糖，定期检查心血管、眼睛等容易出问题的部位，以便发现问题，及时处理。

药物、饮食、运动、教育与检测是糖尿病康复的"五驾马车"。若能认真做到，血糖可以降到正常，尿糖不再出现，各种并发症被避免或减轻，患者可以与正常人一样工作、生活和尽享天年。

当然，最好的办法是预防。如今成倍增长的是 2 型糖尿病。2 型糖尿病可以说是一种"生活方式病"，预防 2 型糖尿病的关键是：建立健康的生活行为。有人提出预防 2 型糖尿病的办法就是"管住嘴、迈开腿"。"管住嘴"是指控制饮食，"迈开腿"是指运动，这样有助于糖尿病的预防。当然这全靠人们自己了。

如何避开糖尿病的风险

　　如今我国成了糖尿病大国。大国者，患病人数多也。近据《中国医学论坛报》援引国际著名的医学杂志《柳叶刀》的资料说，中国糖尿病患者数已占成人数的11.6%，达1.139亿，而糖尿病前期者在成人中已超过半数！

　　如此多的人患着或将会患着同样一种严重的疾病，这就成了全社会的一个公共卫生问题了。糖尿病可治，但几乎皆不能治愈。关键在防，而欲预防其病，必先知其何以生病。

　　糖尿病与遗传因素有一定的关系。据研究，我国有糖尿病遗传因素存在者，糖尿病的发病率高出无遗传因素者2～3倍。但糖尿病并不属于一般概念中的遗传性疾病，即并非父母患有糖尿病者，子女必定会患此病。遗传因素更多地表现在其子女对糖尿病的致病因素更为"易感"罢了。

糖尿病的致病因素，常说的是"多吃、少动"，其实这只能称为"风险因素"，即多吃、少动者患糖尿病的风险较高，并非一旦多吃、少动必定会生糖尿病。但这个因素确实是重要的糖尿病风险因素，而且与遗传因素不同，是人们"可控"的因素。

以饮食而言，随着我国经济的发展、民众生活的改善，我国民众的膳食健康问题亟需引起关注。近年在食品卫生的宣传方面有过多地批评"饮食西化"的倾向，"洋快餐"固非佳品，但日日食用"洋快餐"者终究少数，我国广大民众传统饮食变化的动向亦需关注。如今，民众饮食变化总的倾向是脂肪与动物性食品摄入量不断增加。此外，也有一部分民众淀粉类食品诸如米饭、馒头之类摄入量过大，而蔬菜、水果的摄入量则皆显不足。其结果是摄入的总热量超标。过多的脂肪食物直接导致肥胖，大量的淀粉类食物直接增加了胰岛的负担，而蔬菜、水果摄入的不足，则使一些如维生素 C、维生素 E、胡萝卜素、镁、硒、锌等有益于新陈代谢的维生素与微量元素的缺乏。这些变化应该理解是为糖尿病的重大风险因素。

如今的许多工作都已经机械化、自动化了，消耗体力的工作明显减少，甚至日常生活中的活动也被汽车、电梯、洗衣机之类代劳了。体力消耗的减少固然可视为人类社会的进步，但是"生命在于运动"，运动应该是现代人生活之中不可缺少的行为。可是在我国，许多人对此缺乏认识。有一个调查显示，在成人中能坚持日常体育锻炼者只占11.9%。换言之，几乎近90%的成人并无运动的习惯。

糖尿病的风险因素除了遗传、饮食、活动之外，超重乃至肥胖亦是重要的风险因素，肥胖者的糖尿病发病率较高。如今我国民众中的超重者与肥胖者与日俱增。风险因素既与日俱增，糖尿病自难不增。

有人将年龄亦列为风险因素之一，确实目前多见的2型糖尿病多见于成人，此类慢性病的形成有一个漫长的过程，比如"多吃、少动"与糖尿病的发生有关，当然并非一天、两天"多吃、少动"了，糖尿病就发作了。不过需要提醒的是，如今在青少年中2型糖尿病的发病率亦很可观了。最新资料显示，我国18～29岁的青年人中糖尿病的发病率已达4.5%，而30～39岁人群中更高达6.6%。甚至以往儿童多是与胰岛功能缺失、胰岛素绝对不足有关的1型糖尿病，而今已被多在成人发病的2型糖尿病取而代之，成了儿童糖尿病的主要形式了。

年龄若作为糖尿病的风险因素，则与遗传因素一样，为不可控因素，但吸烟与嗜酒却也是糖尿病"可控的"风险因素。吸烟者烟雾中的有害物质被吸收入血液，进入胰腺，损害胰岛功能，胰岛素产量下降，使2型糖尿病的发病率增加45%。嗜酒者酒精损伤胰腺，多有慢性胰腺炎、胰腺纤维化存在，胰岛功能受损，自然亦增加了糖尿病的发病风险。

糖尿病需要医生治疗，大量的糖尿病前期的人如何才能避免发展为糖尿病？那就不是吃药、打针的问题了，这需要引起全社会的重视，努力规避相关风险因素：遗传与年龄为不可控因素，且不去谈它；科学饮食问题、体育锻炼问题、控制体重问题、戒烟限酒问题，皆已是迫在眉睫之事了。

努力避开糖尿病的风险，生命的航船才能顺利到达幸福的彼岸。

关键字：阻

　　"慢阻肺"，全称为"慢性阻塞性肺疾病"，这个名称对许多民众而言，也许还较陌生，但若说"老慢支"，即老年性慢性支气管炎、肺气肿，或许多数民众便大致知道些了。其实，"慢阻肺"便是慢性支气管炎、肺气肿、肺源性心脏病等一系列疾病的总称。"慢阻肺"三字中的"慢"，是说这病的病程漫长；"肺"，是说这病是呼吸系统的疾病；而这"阻"字，却是这一系列疾病病理生理学上的关键字。

　　"慢阻肺"主要起源于呼吸道的炎症，当然是慢性的炎症，炎症通常由细菌、病毒等致病因素引起。呼吸道是向外界敞开的，人时时刻刻都要呼吸，而细菌、病毒便在外界的空气之中，因此它们极易、甚至可以说不可避免地随着空气中的尘埃、微粒进入人的呼吸道中。不过幸而人体自身有一套防御的办法：鼻孔里的鼻毛便是为阻挡较大的灰尘微粒而生，鼻腔黏膜还会产生黏液，粘住那些溜进来的灰尘微粒。这种产生黏液的能力在气管、支气管、细支气管等凡空气经过之处的黏膜都有。气管、支气管、细支气管的黏膜上还有很细、很短的"纤毛"，这些纤毛还有向上摆动的功能，能将粘着灰尘微粒的黏液向上运送，等送到喉部，喉咙一痒，咳了出来，便是痰。人的呼吸系统的防御能力不能不算完备。

但若是灰尘微粒太多，呼吸系统的防御能力应接不暇，细菌、病毒仍能登堂入室引发炎症。其实"炎症"也是身体的一种防御功能，炎症部位血管扩张、集聚许多免疫细胞，攻击入侵之细菌、病毒，力图战而胜之。当支气管发生炎症时，支气管的黏膜及黏膜下的组织便充血、肿胀，影响支气管内气体的流通。所以气管炎时患者便会感到呼吸不畅。

若是支气管炎经久不愈，成为慢性病，支气管黏膜便会增生、变厚，结果使支气管狭窄，通气受"阻"。吸气时胸腔扩张，支气管多少也跟着扩张一些，呼气时胸腔收缩，支气管多少也跟着压缩一些，因此气体可以说是"进来容易、出去难"。一部分气体便滞留在肺泡之中，使肺泡肿胀，形成肺气肿。这肺泡本是氧与二氧化碳进行交换之处，一旦被滞留之气占据，这氧与二氧化碳交换便也"受阻"，于是患者便缺氧，引起种种不适和病变。由于缺氧，心肌受损，加以肺泡肿胀，肺泡周围的毛细血管受压，使心脏向肺泡运送血液"受阻"，即肺动脉压力增高，心脏为克服这一阻力，被迫增强收缩的力度，日久便导致心力衰竭，即"肺源性"心脏病。由于缺氧、二氧化碳在体内滞留，严重时可使大脑功能抑制，使人陷入昏迷，即肺性脑病……不难看出，这一系列的病理变化，皆因"阻"而起，故名之为"慢阻肺"，名符其实。

"慢阻肺"已成为继心脑血管疾病、糖尿病、恶性肿瘤之后的全球第四大致死性疾病，我国 40 岁以上人群中，慢阻肺患病率为 8.2%，每年死于此病者约 100 万人，实在应引起充分重视。

"慢阻肺"多见于中老年人，早期的咳嗽、咳痰、气喘等症状容易被患者忽视，或被误解为生理功能老化所致，以致很多患者未能及时就诊。等到病情严重时方就诊，却已经错过了最佳治疗时机。不过退一步说，这病是一种渐进性、逐步加重的疾病，所以 2013 年"世界慢阻肺日"的主题为"关注慢阻肺永远不晚"。因为即使已经形成慢性支气管炎，还可控制病情，预防肺气肿；即使已经形成肺气肿，也还要预防"肺心病"。

当然，早治疗是有效控制慢阻肺的关键，所以肺科专家建议 40 岁以上人群在每年常规体检时进行一次肺功能检测。对于有长期吸烟史和慢阻肺家族史，或年轻时有反复发生呼吸道感染之人群，也应在常规体检时进行肺功能检测，以便及早发现"慢阻肺"的蛛丝马迹，努力加以控制，当能防患于未然。

七成归咎于吸烟

　　"慢阻肺"可治，但难彻底治愈，最好是预防。慢阻肺的遗传背景尚不十分明确，重要的病因在于后天的生活环境。呼吸道疾病与空气污染关系密切，室外的称为大气污染，如工业废气、汽车尾气、建筑扬尘、雾霾等类的污染。室内的空气污染亦不容忽视，因为对于城市居民来说，大约80%的时间是待在室内的。室内空气的污染来源于工业生产产生的废气、灰尘微粒，民宅室内的空气污染来自燃烧物如烹调、取暖用的煤、草等以及吸烟者放散的烟雾、房屋建筑材料挥发的气体等。其中吸烟造成的吸入空气的污染，是慢阻肺的重要原因，因为这种空气污染的浓度甚高。

　　"慢阻肺"往往起于慢性支气管炎，而慢性支气管炎多因细菌、病毒感染而起。吸烟者吸入之烟雾中尽多有害物质，甚至有致癌物质，但却无细菌、病毒，吸烟何能引发支气管炎？甚至七成"慢阻肺"应归咎于吸烟？

烟草的烟雾中含有大量的微粒，吸烟者将这微粒绕过鼻腔，经口咽直接送入气管、支气管中，气管、支气管的防御机制启动，分泌出许多黏液，意在粘住这些入侵之物。烟雾中微粒大量涌入，刺激黏液大量分泌，竟至淹没纤毛，纤毛无力将这些黏液输送出来，便在支气管、气管中堆积。影响气道的通畅尚是其一，这支气管中本是一个恒温、恒湿的环境，如今又有了大量的黏液，黏液中的黏多糖、核苷酸之类恰好又是细菌、病毒生长繁殖之必需"营养物质"，于是吸烟虽未吸入细菌、病毒，但却为后续侵入的细菌、病毒的生长繁殖提供了温床。身体为对抗细菌、病毒的入侵，又调集各种免疫因子前来征战，在支气管黏膜上摆开战场，于是支气管炎发生。吸烟不止，温床永在，细菌、病毒据为巢穴，征战难以取胜，战争持续下去，终于成为慢性支气管炎，进而肺气肿、肺心病相继发生，于是就形成了"慢阻肺"。

外环境中的空气污染或室内的有害气体，就其有害物质的浓度而言，是无法与吸烟，尤其是大量吸烟者相比的，更何况烟雾中除了物理性质的微粒外，还有许多有害的化学物质、放射性物质甚至致癌物质，这些物质造成组织缺氧，气管、支气管黏膜的损伤，机体免疫力的下降等，更促成慢性支气管炎、肺气肿、肺心病的形成。许多调查研究已表明，我国的"慢阻肺"至少七成原因应归咎于吸烟与被动吸烟。

预防"慢阻肺"需要从多方面控制各种环境污染，其中控烟则实在是关键所在。以往社会各界大多着重强调控烟在预防肺癌方面的重要性，实则吸烟导致的"慢阻肺"，对我国民众健康与生命的危害，从发生的数量来说并不亚于肺癌。

关注慢性肾脏病

这些年心脑血管病、糖尿病十分引人注目，相对而言，对于肾脏病，除了关注"肾虚"的朋友外，较少引起关注，而"肾虚"并非肾脏之病。

据专家介绍，慢性肾脏病在我国有"两高一低"的现象，即发病率高、隐匿性高而知晓率低。肾脏损伤或肾功能下降持续3个月以上，即可诊断为慢性肾脏病。据统计，我国慢性肾脏病的发病率为10.8%，现有成年慢性肾脏病患者近1.2亿，其中终末期肾脏病患者有100万至200万人，接受肾透析者约40万人，每年还以15%～20%的速率增长。但慢性肾脏病起病隐匿，早期并无症状，加之民众对此病知晓率低，故很多患者直到尿毒症阶段方才就医。以上海为例，上海市慢性肾脏病的发病率高达11.8%，而此病在民众中的知晓率只有10%，换言之，90%的市民对慢性肾脏病并不了解。

肾脏的主要功能是制造尿液，别以为制造尿液没有制造血液重要。需知尿液是身体排除新陈代谢废物的主要场所之一，说"之一"是因为还有肺与大肠也是排出新陈代谢废物的场所，但它们各司其职，并不能相互替代。若肾脏不能制造尿液了，本应由尿液排出的废物在人体内积蓄，便会引起中毒，这即是尿毒症。若不进行有效治疗，性命难保。

不过，人有两个肾脏，每个肾脏大约有 100 万个可以执行肾脏功能的"肾单位"，所以若有些轻微的损伤，一般不会引起患者的不适，而等到出现症状，其功能的损伤至少已经过半，所以有人称慢性肾脏病为"沉默的杀手"也是有道理的。

慢性肾脏病在我国过去多由急性肾小球肾炎慢性化而逐步形成，由于医疗科技与医疗服务的发展，这一现象正在逐步变化，据 2017 年第二版《中国肾脏病年度报告》显示：糖尿病肾病正在取代慢性肾小球肾炎成为慢性肾脏病的首要病因，高血压肾病、高尿酸肾病、药物性肾病、梗阻性肾病在构成慢性肾脏病的病因中的比重也明显上升。研究慢性病病因的构成，有助于找出易患此病的高危人群，加强对这一人群的监护，预防或减缓这一疾病发生与进展，这对于早期症状不明显的"沉默的杀手"——慢性肾脏病来说就更显得重要了。

血液中过多的糖，超过了肾脏滤过时能保留的最大限度而进入尿中，便是糖尿病患者的尿中有糖的原因。尿糖的出现，其实说明了其肾脏、至少在保留体内糖分的功能上已经不胜负担，糖尿病患者的器官组织长年累月面临着含有大量糖分但又不能被利用的血液，肾脏的功能受损是不难理解的，更何况糖尿病发生的全身血管病变，当然也包括肾血管的受损，导致肾血流的不足，肾脏受损以致形成慢性肾脏病是糖尿病后期重要的并发症。

高血压患者的肾动脉血压过高，使肾脏呈"高灌注"状态，可理解为肾实质受到高血压的冲击，以致肾单位受损。而肾脏受损后又会使血压升高，两者互为因果，终于引发慢性肾脏病。

肾脏是药物作用后排出人体的主要途径之一，许多药物的本身或代谢产物会对肾脏造成损伤，如常用的止痛药、某些抗菌药、造影剂以及含马兜铃酸的一些中药，不合理地长期使用，皆有可能导致药物性慢性肾脏病。

尿酸是富含嘌呤类蛋白代谢的产物，血中尿酸本应经肾脏排出，若产生过多，超过肾脏的排泄能力，便在血中滞留，形成"高尿酸血症"，可以引发痛风等疾病，同时肾脏亦受到高尿酸血症的损害，长期的高尿酸血症亦可导致慢性肾脏病。

2017年第二版《中国肾脏病年度报告》中还提到梗阻性慢性肾脏病，所谓梗阻性慢性肾脏病是指尿路（即肾盂、肾盏、输尿管、膀胱、尿道等）因畸形、结石等原因，引起排泄不畅或继发炎症等导致的慢性肾脏病。过去医学界对有此种梗阻的病例多重在设法疏通其通路，这当然是必要的，但对因梗阻造成的肾脏损害往往关注不够。

慢性肾脏病可以治疗，甚至到了尿毒症阶段仍可以治疗。当然，对慢性肾脏病最好是预防，如预防上呼吸道链球菌感染可以预防急性肾小球性肾炎。而曾患肾小球肾炎、肾病综合征、糖尿病、高血压病以及高尿酸血症者，以及长期服用某些可能有损肾脏的药物者及尿路阻塞者，皆是发生慢性肾脏病的"高危对象"，此类人群应特别注意对肾脏的保护，应定期做相关的检查，包括尿液常规检查及肾功能检查。尿液常规检查中出现的微量蛋白、少量红细胞等，常见于慢性肾脏病者肾功能化验尚属正常之时，若受检者属慢性肾脏病的高危对象，则不可大意，而应予进一步的检查。

属于慢性肾脏病高危对象的人群，应注意避免感染，避免使用可能损伤肾脏的药物，积极控制血糖与血压，积极治疗高尿酸血症，积极解除尿路的梗阻。在生活中宜适当控制蛋白质的摄入，以减轻肾脏的负担，避免过度劳累，戒除烟酒嗜好，保持愉快的心情等。

肾脏是人体的重要的器官，肾脏也很容易受到伤害，需要我们很好地关注它、呵护它。

谨防第四高

高血压、高血脂、高血糖"三高"之说在许多民众中已经耳熟能详。近年随着体格检查的普及,"尿酸高"一事逐渐进入人们的视野,在中老年人中"尿酸高"者为数不少,于是便有人称之为继"三高"之后的第四高。

血压、血脂、血糖不难理解,这尿酸却是何物?尿酸,顾名思义,应是尿中排泄之物,不过这尿酸的高低却非验尿所得,而是验血的结果,即血中的尿酸含量增高,所以正确的说法应是"血尿酸增高"。

血中的尿酸何以会增高?

原来所有生物体,当然包括人体,皆由细胞及其产物构成,细胞有细胞核或类似核的结构,其中含核酸,有核糖核酸(RNA)或脱氧核糖核酸(DNA)两种,核酸由嘌呤与嘧啶两类核苷酸及磷酸组成。人体的细胞不断新陈代谢，食物被消化、吸收、分解，细胞核中的嘧啶核苷酸最终分解为氨与二氧化碳，而嘌呤核苷酸则演变为尿酸。故可知血中的尿酸来自人体自身的新陈代谢与食物，前者称内源性尿酸，后者为外源性尿酸。

人体血液中通常含有尿酸约 1 200 毫克，其中内源性尿酸约占 80%。这些尿酸是不断更新的，大约每天新产生 750 毫克，排出 500～1 000 毫克，形成大致的平衡。不难理解，若体内产生过多或排出过少，则血中尿酸即会增高。产生尿酸过多的情况见于发热、剧烈运动、创伤、手术、肿瘤患者接受放疗化疗、患有严重消耗性疾病以及短时间摄入大量富含嘌呤核苷酸的食物等情况，后者则见于肾脏疾病或尿路梗阻或因脱水不能生成足量的尿液等情况。

不过，构成细胞的基本物质是蛋白质，它的新陈代谢并不是孤立的，而是人体新陈代谢的一部分，与脂代谢、糖代谢密切相关，并受着遗传因素的制约。所以许多人似乎并没有这些导致血尿酸增高的明显原因，却也会有血尿酸增高的情况。专家们认为这"血尿酸增高"实在也是"三高"的同党，代谢综合征（肥胖与高血压、高脂血症、糖尿病等同时或先后在同一个体出现的病症）的一部分。

尿酸在血液中的浓度超过其饱和度时，理论上便可能以结晶的形式析出，不过这尿酸结晶的析出亦与局部的血液循环、体温、受压等因素有关，故多沉积于关节，尤其是大足趾等跖趾关节等部位，或沉积于肾髓质、肾乳头等部位。由于此类结晶为人体之异物，于是引发人体排斥异物之炎症反应，即痛风性关节炎、痛风性肾病。尿酸结晶沉积于肾集合管、肾盂、肾盏、输尿管甚至直接阻碍尿液的排泄，导致急性肾衰竭。此类患者泌尿系统结石的发病率高达 35%～40%，为正常人的 200 倍！

　　血尿酸增高作为一种疾病状态，其正式病名为"高尿酸血症"。以往对高尿酸血症危害的认识，多止于引发痛风性关节炎与痛风性肾病。由于血尿酸增高者发生痛风性关节炎的概率只有 5%～12%，痛风性肾病早期亦多隐匿，故血尿酸增高一事易被忽视。不过近年的研究已经证实，高尿酸血症者血中的尿酸与尿酸结晶同样会损伤动脉血管的内皮细胞，而动脉血管内皮的损伤则会引发和加重动脉粥样硬化，导致心脑血管病，故认为高尿酸血症是独立的心脑血管病危险因素。所谓独立的，即不需其他辅助因素，仅此一项即可有引发心脑血管病风险之意。高尿酸血症者血中的尿酸与尿酸结晶同样会损伤胰腺的 β 细胞，引发糖尿病。研究发现，尿酸每增高 60 微摩尔 / 升，高血压的发病风险增加 15%～23%，糖尿病的风险增加 17%。高尿酸血症者与正常人群相比，脑卒中的风险增加 47%。

　　尿酸常与甘油三酯常相伴增高，在高脂血症者中 60%～80% 合并高尿酸血症，在高血压者中则 90% 合并有高尿酸血症，故将"高尿酸血症"视为代谢综合征的一部分，是毋庸置疑的了。血尿酸的正常值在更年期前的女性为低于 360 微摩尔／升，更年期后的女性与男性为低于 420 微摩尔／升，若超过此值，即为"血尿酸增高"。

血尿酸增高者多数皆无症状，但绝不可掉以轻心，一是应检查血尿酸升高的原因，若有特定的原因自应努力纠正。二是应检查血压、血脂、血糖以及肥胖等情况，若有异常亦当积极控制。

高尿酸血症可以用药物治疗，常用药物有抑制尿酸生成的、有促进尿酸排泄的，自应由医师依病情处方使用，有痛风发作时还常需应用抑制炎症反应的药物治疗。

问题在于对大多数无症状的血尿酸增高者，是否一经查实尿酸增高即应开始药物治疗？从道理上说，高尿酸血症是心脑血管病的独立危险因素，一经查实便应该予以治疗，以消除发生心脑血管病的风险。不过目前对此尚缺乏足够的循证医学证据，能证明对无症状的高尿酸血症者进行药物治疗即可确实降低发生心脑血管病的风险。故一般主张，对血尿酸高于正常（420 微摩尔／升）但低于 480 微摩尔／升者暂不使用药物治疗；对于血尿酸在 480～540 微摩尔／升者，若虽无症状但已有肾脏损害或已产生不良心血管情况者，应开始使用降尿酸的药物治疗；而对血尿酸在 540 微摩尔／升及以上者，则无论有无症状，或心、肾、关节等的损害，皆主张使用降尿酸的药物治疗。

是否应立即采用药物治疗以及采用何种药物治疗，自应遵从医嘱。对于血尿酸增高者而言，关键在于关注自身的生活行为：内源性的尿酸或难控制，但应尽少摄入嘌呤核苷酸含量高的食物，如海鲜（尤其是贝壳类海鲜）、红肉（牛、羊、猪肉）、动物内脏、反复烧煮的肉汤（老汤火锅）及蔬菜中的芦笋、菠菜、西葫芦、豌豆等。含糖（主要指果糖、蔗糖等单/双糖结构的糖类）食品，尤其是水果中的苹果、葡萄、西瓜，以及富含果糖的饮料等，这些食物大量摄入后在肝脏中代谢时，能促进嘌呤核苷酸的降解，增加尿酸的形成。酒类（尤其是烈性酒）可能亦有此作用，酒类与含果糖饮料同样能减少尿酸的排泄则是肯定的，血尿酸增高者皆不宜食用。反之，脱脂的奶类与咖啡有促进尿酸排泄的作用，可以酌情多饮。黄豆及豆制品以往亦因多含嘌呤成分而被血尿酸高者视为饮食禁忌，不过近年已有研究指出：豆制品在加工过程中嘌呤核苷酸已大量损失，即使直接进食黄豆，血尿酸亦并无明显增高，可能黄豆中此类物质并不容易被吸收之故，已有不再强调对血尿酸增高者禁忌此类食品之议。某些药物如环孢素、吡嗪酰胺、小剂量阿司匹林等有抑制尿酸排泄的作用，但药物本为治病之用，取舍当由医师决定。高尿酸血症者应多饮水，使每日的尿量达2 000毫升以上，以促进尿酸的排泄，亦属十分重要之事。

生活行为的调整是高尿酸血症治疗的基础，不论有无症状、不论是否使用药物治疗皆应如此，而且应该持之以恒。

若体检发现血尿酸增高，应该得到充分的重视。

关注阿尔茨海默病

如今我国已经进入老龄化社会，老龄化社会是指社会人口结构中老年人占有的比例高了。当然，多大年纪算老人，占多大比例算老龄化，可能各有说法。不过，如今老年人多了，却是不争的事实。老年人多了，是社会进步、科技发展的结果。人人都会老，人人也都希望健康长寿。老而弥坚，是人们的愿望，也是社会应该关注的热点。

这些年来民众十分关心血压、血脂、血糖的"三高"问题，因为这些"高"涉及心脑血管病、糖尿病等严重危害人们健康的疾病。不过，还有一类精神性疾病其实也需引起充分的关注才好。精神疾病中与年龄关系最密切的莫过于阿尔茨海默病，一个以发现这个病的德国医生名字命名的病。这病虽由德国医生发现，但绝不局限于德国、而是一个世界性疾病，而且越是发达国家人的寿命越长，此病越多，我国如今正面临着这样一个问题。

遗憾的是此病至今病因尚未最终明确，治疗亦无特效之法。人们能做的事是预防，不过既然病因尚未最终明确，预防也就难以绝对有效。因此，早期识别，关注、照顾患者就显得重要了。

阿尔茨海默病，这个名称在我国民众中知之甚少，多泛称为"老年痴呆"。其实，严格地说：老年痴呆还应包括因动脉粥样硬化而导致脑血供不足引起的"血管性痴呆"，而且在我国这血管性痴呆尚颇为多见。相比于阿尔茨海默病，血管性痴呆从理论上说可以预防：预防了动脉粥样硬化便可预防血管性痴呆。也可以治疗：改善脑部血供或可改善些症状。

阿尔茨海默病，即俗称之"老年痴呆"，在民众中的认识往往就是健忘，甚至有些老人忘了某事，也会自嘲：老年痴呆了。因为健忘在老年人中颇为常见。这就使一些真正的阿尔茨海默病，尤其阿尔茨海默病的早期症状被忽视了。其实这两者还是有所区别的。

一般提到的是轻重的区别：老年人健忘比较轻，阿尔茨海默病患者的健忘比较重。比如：老年人出门可能忘了带钥匙，但阿尔茨海默病患者出门就可能不认识自己的家门了。老年人可能不认识自己多年前的同学了，但阿尔茨海默病患者可能不认识自己的老伴了。老年人健忘一般不会影响到生活的进程，阿尔茨海默病患者则可能忘记穿衣、吃饭，以致影响日常的生活。

但是，重是从轻发展而来的。就健忘一事而言，除轻、重程度之外，还有几点可以有助于区分：一是老年人之健忘多为近事遗忘，久远的事倒还记得，所以老年人多唠叨往事。而阿尔茨海默病患者则近事、往事一概容易忘记。二是老年人之健忘酌加提醒便可恢复，而阿尔茨海默病患者则提醒亦无用，他压根儿忘光了。三是老年人说话时忘记一词，他会用另一个相似的词替代而表达其意，而阿尔茨海默病患者则讲话往往是词不达意，因为他已经无力判定所用之词是否能表达他的意思了。

阿尔茨海默病的表现其实不仅仅是遗忘这一件事，患者的智力也会发生问题。所以有人提议不称痴呆，而称为"失智"。有一个"画钟"的检查方法倒也简便，其法为：让受检人在纸上画钟面，能画一个完整的圆可得一分，能用阿拉伯数字正确标出 1 至 12 点位置者可得一分，能正确画出长短针在圆心相交者得一分，能正确标出"十点一刻"或"八点半"之类长短针位置者得一分。若能得 4 分自属正常，得 3 分者为轻度智力障碍，得 2 分及以下者则可视为重度智力障碍了。阿尔茨海默病患者皆在 3 分或以下。

仔细观察患阿尔茨海默病患者还会有行为、人格上的异常，如变得懒散、不爱清洁、不懂礼貌等，当然这些都已经不是早期的表现了。

阿尔茨海默病的诊断主要靠对其症状的观察，而不是化验或影像检查，所以家属对此需要有充分的关注。当然诊断确立还需医师排除一些有类似症状的病，如慢性酒精中毒、帕金森病等。

虽说阿尔茨海默病的病因尚未完全明确，但已有充分的证据证明勤于用脑者患此病者少。故人应该多学习，并养成终身学习的习惯，活到老学到老。老年人对于学习一事亦不可懈怠，当然可以学习自己有兴趣的东西。老年人应融入社会，不可孤芳自赏，宜多参加集体活动，以愉悦身心。老年人亦应有充分的营养，以保障脑力活动的需要，应戒烟限酒，以减少对脑细胞的损害。老年人多有些慢性疾病，如糖尿病、高脂血症、动脉粥样硬化、高血压等皆应积极控制，这对预防血管性痴呆极为重要，对预防阿尔茨海默病亦有裨益。这些固然是预防性措施，但对已患老年痴呆者来说亦仍需帮助他们坚持，则有利于延缓疾病的发展。

当然，对于家属而言，更重要的是对患者生活上的照顾，希望他们的余生能生活得安详、幸福。也寄希望科技的进步，发明有效的防治方法，使此病不再损害老年人的健康。

干预危险因素

　　痴呆，医学教科书上说：是一种获得性、器质性损害所致的智力持续衰退的一组综合征。这是很学术性的定义。说得通俗点：人为万物之灵，灵就灵在人有智慧，能认识、理解、记忆、思考……如果有了明显的认知障碍，并伴有行为和人格上的异常，即是痴呆了。痴呆严重影响人的社会交往、工作和生活能力。

　　痴呆总体上说难于治疗，或者说无特效的疗法，能做的事是预防。可惜许多痴呆的病因并不明确，预防也难入手。不过随着研究的深入，专家们认为在所有痴呆当中，至少有四成通过对引发痴呆的危险因素加以干预，可以预防痴呆的发生，至少是推迟痴呆的到来。

　　著名的《柳叶刀》医学杂志设有一个痴呆症专业委员会，这委员会2017年曾邀请了28名研究痴呆问题的顶级专家会商，发布了干预9种危险因素以预防痴呆的建议。这9种可能引发痴呆的危险因素是：低教育程度、高血压、听力受损、吸烟、肥胖、抑郁、缺乏体育锻炼、糖尿病和社交缺乏。最近该委员会又添加了3项认为应予干预的危险因素：过量饮酒、创伤性颅脑损伤和空气污染。他们认为如能干预这12项危险因素，可预防或推迟全球约40%痴呆的发生。

专家们还指出，对于老年人来说，这些危险因素中听力下降、低教育程度和吸烟显然是权重更大的危险因素，分别占7%、8%和5%。从全生命周期来看，在青少年时期应强调接受更多的教育，在中年时期即应强调控制吸烟和高血压，如发现听力下降应及时佩戴助听器，进入老年期后仍需有积极的社会交往，一定的体育锻炼和预防糖尿病。

痴呆，包括不同病因的多种疾病，病因不同引发疾病的风险因素当然也就不同，预防的方法自然也就因人不同。比如先天愚型（唐氏综合征）的预防主要是通过遗传咨询与孕期筛查。从该委员会的报告来看他们所指的可预防的"痴呆"主要是指好发生于老年人的阿尔茨海默病，以及血管性痴呆等。当然，能预防一部分也好。

据统计，全球目前约有5 000万痴呆患者，到2050年这个数字可能剧增到1.5亿，形势十分严峻。我国人口众多，问题亦不容乐观，仅以阿尔茨海默病而言，有资料显示我国 65 岁以上的人口中患病率为 2.8%～4.2%。我国人口基数大，患者数量亦甚可观。而且在我国因高血压控制率低等因素，血管性痴呆的发生率亦高。故在我国，痴呆的预防问题尤应引起社会各方面的关注。

　　该委员会的建议是面向全球的，对我国自然亦有参考价值。以建议中权重最高的"低教育程度"而言，我国如今已普及九年制义务教育，恐需强调的是成年人的继续教育及老年人学习新的知识；建议中提到的关注听力下降问题，的确是非常重要之事，因为一旦听力障碍，获得外界的信息减少，大脑的兴奋性便会降低。不过，人体对外界的感知依靠的是眼、耳、鼻、舌、身（身体感受触觉），其中视觉的健全可能更加重要。我国老年人白内障发病率高，而白内障的手术治疗更较听力障碍者配置助听器更易普及和有效。此外，该建议中未提到营养干预的问题，已有研究指出纯素食者阿尔茨海默病的发病率高，合理的营养应有助于痴呆的预防。建议中提到了高血压与糖尿病的干预，其实高脂血症与血管性痴呆关系密切，亦必须加以干预；牙齿的缺失影响咀嚼功能者，痴呆发病率高，而且近年的研究还提到，口腔中的某些细菌如牙龈单胞菌等毒素与阿尔茨海默病的发生可能有关。故为预防痴呆，咀嚼功能的健全与口腔卫生问题也是不能忽视的。所以在我国，干预痴呆的危险因素、预防痴呆，要做的事可能比《柳叶刀》的痴呆症专业委员会的建议更多。

如今我国已经进入老龄化社会，老年人中的痴呆患病率不低，尤其是阿尔茨海默病、血管性痴呆之类已经严重威胁老年人的健康和生命，需要做的事还很多。能有办法预防自然是大好之事，哪怕只能预防一小部分，因为人的健康与生命最可贵。

音频
《阿尔茨海默病》

骨关节炎

关节炎多矣，在老年人中最多见的是骨关节炎。骨关节炎与风湿性关节炎不同，风湿性关节炎因链球菌感染引发免疫反应而起，主要涉及肩、肘、膝、踝等大关节，发作时关节红、肿、热、痛，活动时有障碍，且呈"游走性"，并不固定在某一关节，此病多见于青年，现今已少见了些。骨关节炎与类风湿关节炎也不同，类风湿关节炎多见于中年人，为一种自身免疫性疾病，主要涉及手指、脊柱等小关节，疼痛为主要症状，可导致畸形，影响关节的功能，甚至致残。

骨关节炎主要的损伤在关节的软骨，准确地说应该是关节软骨的损伤加上关节周围的骨质增生所产生的症状，称为"骨关节炎"。严格地说骨关节炎是一种"退行性变"而不是炎症，只不过它的症状是疼痛、肿胀和活动障碍，有些类似炎症罢了。

关节是两根骨头连接处的结构，其功能是保证连接的稳固和有一定范围内的活动度。基本上两根骨头的接触面都各自贴附着起缓冲作用的软骨，在它们共同的外围包裹着纤维膜构成的关节囊，囊腔中有少量的液体，其作用有二：一是起缓冲润滑作用，二是为关节软骨提供营养。

关节软骨原本表面光滑且富有弹性，但随着年龄的增长、随着数十年的活动带来的磨损，逐步变得粗糙和僵硬，发生裂痕甚至碎裂，还可能有碎片落入关节腔中。同时关节腔中液体减少、缓冲润滑作用不足、营养功能下降，加之关节周围的骨质增生，于是骨关节炎就逐渐形成。所以骨关节炎是骨关节退行性变化，或可通俗地说是关节"老化"的结果。

骨关节炎最常见于膝关节、髋关节，腰椎及颈椎关节，亦可见于手指尖的关节及大足趾根部的关节。其主要症状为疼痛，初起时多在活动时疼痛，发展到后期在静止时亦可有疼痛，关节活动时有僵硬感甚至摩擦感，关节周围肿胀，关节部位可有压痛，指间关节周围可出现结节；腰椎及颈椎关节的骨关节炎如压迫到脊神经的，还可有相应的腿麻、腿痛或手臂麻木、头晕等腰椎病、颈椎病的症状。病情严重的可引起关节畸形、半脱位、僵直等，不过这些情况并不多见。

根据症状加上参考年龄，诊断骨关节炎并不难。关节摄片可发现增生的骨赘或骨刺，若关节囊有积液可抽取化验以排除化脓性关节炎等，不过一般并无必要做此类检查。

骨关节炎为骨关节的退行性变化，即老化，故理论上无根治之法。疼痛剧烈者可酌服止痛药，氨基葡萄糖软骨素一类的药物据认为有营养关节软骨的作用，可以酌情服用。若骨赘刺激关节囊或关节软骨碎片落入关节腔中者，可通过关节镜等微创技术去除。此类手术安全有效，对高龄老年人亦非禁忌。

骨关节炎重在预防。对尚未发病的老年人应注意控制体重，以减轻关节活动的负荷；适当锻炼如游泳、骑车、步行等，以增强肌肉力量，保障关节的稳定性；避免过度的负重以及过多的登山、爬楼以及久立等，以免过度劳损关节软骨。对已发生骨关节炎者，应注意避免引发关节疼痛的动作。若主要症状在下肢关节者，掌握使用手杖的技巧，可以有助于减轻行走时关节的负重而减缓症状。

骨关节炎是老年人的常见病，但不是老年人必定会生的病，有些老年人虽已是耄耋之年，仍身手矫健，便是明证。骨关节炎虽无根治之法，但注意预防与保养，亦可基本多无症状、活动自如。

对于老年退行性疾病，不止对骨关节炎，大致皆应如此。

肌少症

    肌少症，顾名思义，是肌肉减少了的病症。人的体形不同，肌肉多少不一，有人肌肉虽不发达，但是并未影响工作、生活，似乎也算不上是病症。有人大病一场，以致"骨瘦如柴"，其实骨骼并不会瘦，瘦掉的是脂肪和肌肉。不过病既然已经好了，慢慢调养便会康复，也不称为肌少症。肌少症主要指并无明确病因的、慢性的、渐进性的肌肉量的减少与功能减退的病症，此症主要见于老年人，是近年开始受到关注的老年病之一。

    人老体衰，是一种自然规律。人会变老或难干预，但老而不衰或是少衰，应该是可以努力追求的。肌少症便是导致老年人体力衰弱的重要原因之一。医学以保障人的健康为宗旨，便应该研究它、预防它、治疗它。

    据研究发现，50岁以后许多人便开始了肌肉减少的进程，若不加干预，以腿部的肌肉为例，每年会减少 1%~2%，随着肌肉量的减少，肌力每年会下降 1.5%~5%。60 岁以后减少得更快，80 岁的老年人肌肉的量甚至只及年轻人的一半了。老年人肌肉萎缩、肌力下降是许多老年人丧失生活自理能力的原因，也是老年人容易跌倒的根源。

老年人肌肉萎缩的原因往往是多方面的：由于年龄的增加导致的内分泌的变化，如睾酮分泌减少，生长激素水平下降，甲状腺功能减退等导致肌肉质和量的下降；由于消化吸收能力的减退或由于营养知识的欠缺，导致营养不良，以致肌肉蛋白合成减少；由于神经系统或骨关节系统的疾病，导致活动减少，以致肌肉废用而萎缩；或由于慢性炎症、肿瘤、心肾功能衰竭等消耗性疾病，以致全身状况低下并发肌少症。

肌少症目前尚缺乏准确的诊断方法、公认的诊断标准，亦缺少有效的治疗方法。提出这一问题的目的在于引起大家的关注，关注老年人肌肉萎缩的情况，分析肌肉萎缩发生的原因并尽可能地予以纠正，以减缓肌少症的进展，改善肌力，努力维持患者自理生活的能力，减少跌倒等发生的风险。

在日常生活中应注意观察老年人的活动能力，如无明确的神经系统或骨关节系统的疾病，一位 70 岁左右的老年人，不能搬动稍重（如 5 千克）的物件、难以走上约 10 级的楼梯、步速明显地减缓等，便应怀疑患有肌少症；若从卧位或坐位起立必须他人扶持或已频发跌倒，则其肌少症已属严重，即应就医检查。有些医院可做肌量、肌力、肌肉功能的测定，可作为诊断的参考。

肌少症目前尚无有效的药物治疗，有建议补充维生素D，每日 800 ~ 1 000 国际单位，据认为有增强肌力的作用，不过尚待进一步研究证实。目前各国学者比较一致的意见是对患者进行生活行为的指导，包括营养与运动两个方面。

营养方面重点在于促进患者蛋白质的合成。老年人营养消化、吸收功能减弱，蛋白质合成能力减退，需给患者提供足量的优质蛋白。考虑到肌肉蛋白质合成的需要，酪蛋白与乳清蛋白应充分供应，牛奶中此类蛋白质含量丰富且易于吸收，应充分饮用。亮氨酸有促进蛋白质合成的作用，乳清蛋白中含量丰富，故肌少症者应充分食用乳制品。当然，营养应该全面，其他的蛋白质食品如鱼、肉、蛋类等亦应兼顾。碳水化合物、一定的脂肪以提供足够的能量摄入，维生素、纤维素、微量元素等皆不可缺少。

运动也至关重要，重点是锻炼肌肉的抗阻运动，如抬腿、举哑铃、拉弹簧拉力器等，各地居民区中都有设置的各种运动器材，可充分利用，此类运动需持之以恒并达到一定的量方才有效。除抗阻运动外，慢跑、快走等有氧运动亦需适当进行，此外还需有一定的平衡能力的训练，如站立、下蹲、前抬腿等亦宜经常练习。

肌少症虽主要见于老年人，但家人乃至全社会都应关心。尽管此病目前尚缺准确的诊断方法、有效的治疗药物，但早期发现发病迹象，积极采取干预措施，还是能延缓其发展，保持和改善老年人的活动能力，使老年人安享晚年生活。

牙齿

"民以食为天"。食了还要化，"食而不化"是不行的，这"化"即消化。食物的消化始于口腔，口中的唾液便含有消化食物的酶，如淀粉酶之类，所以吃一口白饭，咬一口馒头，细细一嚼也有甜味，便是这淀粉酶已经在开始消化淀粉了。但化学性的消化主要是在胃肠道。在口腔中的消化，主要的还是物理性的或者说是机械性的，用牙将食物咬碎是消化的第一步，这第一步全靠牙。

牙齿的功能还不仅在于消化食物，与语言、发音也有密切的关系，谁见过缺了门牙的歌唱家？牙齿也是人容貌的一部分，"明眸皓齿"不但用于形容人的美貌，也还体现人容光焕发的精神状态。牙齿之于人，实在是太重要了。

然而我们的这口牙也实在任务繁重。每天至少吃三顿饭，许多人还要吃零食，自然都要它来咬切、磨研。在这过程中牙也在不断磨损，吃些软性的食品还好，有人喜欢吃些坚果，虽然有益健康，但牙的磨损就要多些。当然不能因噎废食，该吃的还得吃。但是有人嫌用工具麻烦，什么香榧子、小胡桃、螃蟹螯，那么坚硬的壳也用牙去咬，甚至开啤酒瓶也不用开瓶器，直接用牙咬！即使纪晓岚的"铁齿铜牙"，恐怕也受不了。

这还仅仅是机械性的伤害，化学性的、生物性的伤害就更多了。吃了东西以后不刷牙漱口，食物的残渣碎屑留在牙齿的沟缝中，碳水化合物分解以后形成的酸性物质就会损伤牙釉质、牙本质，形成龋齿，即俗称的蛀牙。口腔中食物的残渣极易滋生细菌，食物被细菌分解后的产物与细菌一起形成牙菌斑，加上唾液中的无机盐便会形成牙结石。牙结石多了就会影响牙龈的健康，牙龈即俗称的牙肉，是维护牙齿稳固的基础，牙龈与牙齿之间有牙龈沟，通常有 1～2 毫米深，但如果口腔卫生不良，食物的碎屑落在其中，便会引发细菌性的炎症，牙龈红肿出血，久之则会使牙龈萎缩，形成牙周病。牙齿因而动摇，甚至脱落。

牙龈炎、牙周病不仅祸害牙齿，其所产生的毒素还会危及心脏、肾脏的安全。坏牙的残根留在口中刺激舌侧或颊部的黏膜，日久甚至引发这些部位的癌症。还有研究指出牙齿的脱落不仅影响咀嚼功能，还影响人的记忆力，甚至使老年人易患阿尔茨海默病，真是祸害无穷。

牙蛀了当然要补，牙龈发炎当然要消炎，残根要拔除，缺牙要镶牙，但更重要的是预防。预防牙齿的损伤、龋齿、牙龈炎、牙周病，关键是要树立爱牙的意识。爱牙的第一要义是注意口腔卫生，近年来刷牙一事已在我国逐步普及，不过还要强调刷牙的质和量。牙科专家强调的是用牙刷竖着刷，即沿着牙缝上下刷，而一般民众几乎十有八九是横着刷的。横着刷不易清除牙缝中的污物，还容易损伤牙龈。国人对于用什么牙膏较为重视，而对如何刷牙很少关心，有些本末倒置之感。多数人每天清晨刷牙一次，少数人每晚睡前再刷一次，每次进食后皆刷牙的则少之又少了。其实除刷牙外，由于一些牙结石不易被清除，每年还应该请牙科医师做一两次洁牙。国人对牙列的整齐，近年在一些大城市中开始受到关注，其出发点还多在美容方面，其实牙列整齐便于清洁，亦有益健康。

近年口腔医学界提出一个"8020"的说法，是希望人们到80岁时还有20颗可用的牙。健康长寿是人人都希望的，牙齿的健康也是健康的重要组成部分，诸君切勿忽视。

体重与腰围

诗曰："楚王好细腰"，接下来一句便是："宫中多饿死"，看来显然对"楚王之好"是取否定态度的。自唐以来，虽说环肥燕瘦各有所好，但中国人总体上是喜欢胖一点的。但近代科学研究发现，肥胖，尤其是被称为啤酒肚的那种内脏型肥胖，更容易引发糖尿病、高血压、脂代谢紊乱等病症。胖出了这许多的问题，肥胖就不能不加重视了。

中国虽说是"以农立国"，但是人口众多，之前历朝历代多数民众并未能真正达到丰衣足食的境界。所以，民间一般对于肥胖者多视为"有福之人"，称肥胖为"发福"，而称肥头大耳为"福相"。因为此等人士必定衣食丰足，而且毋需辛勤劳作之故。

到了近代，生产力大发展，食品极大地丰富，加以社会进步，注重民生，绝大多数人衣食无虑了。而在中国更由于美食文化的影响，中国人在"吃"的方面，更多关注。几十年下来，竟有许许多多的人"发福"了。

"胖就胖点吧，一般说来，问题也不大"，是对时下少数为追求"骨感美"而过度节食、影响健康的人说的。但过度肥胖，确实也影响健康。过度肥胖影响活动能力还是小事，近代科学研究发现肥胖容易引发糖尿病、高血压、脂代谢紊乱等病症，而脂代谢紊乱又易引发动脉粥样硬化，导致心脑血管病，如冠心病、心肌梗死、脑梗死、脑出血之类影响我国民众生命健康的头号大敌。一胖就胖出了这许多的问题，肥胖焉能不加重视？

预防肥胖的发生，须要控制饮食、增加运动。要知道是否已经发生肥胖，就要关注体重。人的正常体重应该与他的身高相对应，通常的算法有两种。

一是以身高（厘米）减去 105 得出标准体重（千克），若超出 10% 则为肥胖。如身高 1.75 米的人，标准体重应为 70（175 – 105）千克，若超过 77 千克则为肥胖。这是一种粗略的算法。还有一种国际通用的，叫做"体质量指数"的算法：体重（千克）除以身高（米）的平方。如上述身高 1.75 米的人，体重若为 80 千克，则其体重指数为 26.14 [80/（1.75×1.75）] 千克 / 米^2。我国体质量指数以 18.5 ~ 24 千克 / 米^2 为正常，以 24 ~ 28 千克 / 米^2 为超重，若大于 28 千克 / 米^2 则为肥胖。所以，26.14 千克 / 米^2 已属"超重"范围。此种算法只适用于成年人，不适用于儿童。另外，此种评价方法亦不适用于肌肉发达者。

看来单以体重论肥胖，尚有些不足之处。近代科学研究认为：若是胖得匀称，倒也还好，危害健康严重的是内脏型肥胖。内脏型肥胖的标志是"大肚子"，即民间所称的"将军肚"或"啤酒肚"。因为腹内的脂肪最易产生许多"生物因子"，影响人体的新陈代谢。其中典型的，如一种被称为"抵抗素"的物质，它能导致"胰岛素抵抗"，即人体对自己体内的胰岛素产生"抵抗"作用。结果是体内的胰岛素数量虽未减少，但效率大打折扣。胰岛素为糖类物质代谢所必需，一旦效率下降，糖尿病便会出现，糖代谢的紊乱又必引发脂肪、蛋白质代谢的紊乱，引发一系列的疾病。

既然内脏型肥胖的标志是"大肚子"，那么腰围与健康的关系便进入了人们的视野。我国健康学界提出的控制标准是：男性成人腰围应不超过 90 厘米，女性成人应不超过 85 厘米。

腰围测量的方法是：直立，两足分开与肩等宽，以肋骨最低点与髂骨最高点连线的中点为测量点（注意不是以肚脐为测量点），以软尺紧贴（但不束紧）测量，还需注意勿使软尺在测量时有扭曲或歪斜，方能得出准确的结果。

腰围事实上还受体型的影响，若单以 85 厘米或 90 厘米为标准也不尽合理，所以又有"腰臀比"与"腰高比"两个判定标准。腰臀比是腰围与臀围（臀部最大处）之比，据说许多电影明星如梦露、赫本等都保持在 0.7 左右的"黄金比例"，如此固然是好，但从健康计，女性不宜超过 0.8，男性不宜超过 0.9，是必要的。腰高比是腰围与身高之比，一般认为应低于 0.5，老年人亦不宜超过 0.6。

从测体重到计算体重指数，到测腰围计算腰臀比、腰高比，体现了人类对健康理解的深化。

西谚有云"腰带越长、寿命越短"。而据报道：我国城市男性近 30 年来腰围增加了 12 厘米。这事又怎能等闲视之？

脂肪的不可或缺与过犹不及

脂肪是油脂类物质的总称。国人对于"油"一直是大有好感的，谁不希望弄个有"油水"的差事？只是如今冠心病、心肌梗死、脑梗死、脑出血等心脑血管病成了危害人们健康的第一杀手，医学研究又发现是与脂肪摄入过多有关，于是一些重视健康的人士便以为这脂肪一无是处，尽皆敬而远之了。如有提倡素食者，以为素食便可避开脂肪，其实素食亦需用油烹饪。当然脂肪类物质乃是人体不可或缺的一种营养素。营养素，为构建人体与提供身体活动能力之所需，归纳起来可分两大类：一曰"供能营养素"，一曰"非供能营养素"。能，即能量，或称热量。犹如社会生活所需电力、煤炭、石油被称之"能源"一样，为人体活动之所必需，此处之"活动"，尚不只是指身体各分部位置之变动，心跳、呼吸、消化、思考乃至新陈代谢等亦是"活动"，亦皆需有足够的能量之支持。此外，此类营养素为构建人体之基本材料，即或如成人身体各部多已不再生长，但身体仍在产生新的细胞以取代衰老的细胞，即新陈代谢。这些新生的细胞自然也需营养物质作为构建的原材料。可以说生命存在一日即需营养素一日。供能营养素包括：糖、脂肪、蛋白质。非供能营养素则为：无机盐（或称矿物质）、维生素与水。此类营养素虽不提供能量，但同样亦为人体之必需。

在供能营养素中，以供能之效率论，脂肪当推为第一，等量的脂肪经新陈代谢所产生的热量以卡路里计为糖或蛋白质的 2.25 倍。所以尽人皆知：肚里有油水不觉饿。脂肪可称为产能大户，于人体之生命活动贡献良多。

脂肪虽属"供能营养素"，但其对人体之贡献，绝非只限于供能。脂肪亦是构造人体必备之物质。许多内脏如心、肾，周围皆有脂肪，是为衬垫之用，一如包装贵重物品所用之泡沫塑料。其实人体各处皮肤之下，或厚或薄皆有脂肪层存在，称为"皮下脂肪"，这皮下脂肪除减少外界压力如撞击、震动等对人体的危害外，还有保温使体内产生的热量不致发散的作用。皮下脂肪还使人丰腴、美观，虽说今人以瘦为美，若皮下脂肪尽失，骨瘦如柴，美从何来？

脂肪不仅具有这些经过化学变化提供能量的"化学性"

作用，作为衬垫、保温之类的"物理性"作用，脂肪还参与人体许多生理活动的过程。即以人们最熟知的胆固醇而言便足以说明。

这胆固醇是脂肪类物质中的一种，严格地说也是"一类"，犹如大家族中的一个小家庭。在脂肪家族中，胆固醇最是恶名在外，因为它能使动脉血管阻塞，引发心脑血管疾病，诸如冠心病、心肌梗死、脑梗死之类，严重危害人类健康。其实天地间有这胆固醇也并非是专为堵人血管而生，这胆固醇类也是人体不可或缺之物。

人体由细胞构成，这细胞不断进行着新陈代谢，老的细胞衰亡，新的细胞生成，而这细胞的外膜，即需固醇类物质参与构造；人类能感知外界的声光变化、寒热冷暖，靠的是神经将感知传向大脑，这信息的传递需要"介质"，犹如打电话需要用电一般，这神经传递信息的"介质"，也需固醇类物质参与合成；钙为构建人体必需之物，但其吸收则需维生素 D 的协助，故世人皆知欲"补钙"者还需服用维生素 D，古人不会制造含维生素 D 的鱼肝油丸，如何不致缺钙？原来人体皮肤下的固醇类物质在阳光中紫外线的照射下也会形成具有活性的维生素 D；人体的性激素，甚至某些抗病的"抗体"也需固醇类物质参与合成；这胆固醇更是胆汁酸的主要成分，胆汁酸则是人体对食物消化吸收过程中必需的物质。

所以脂肪确非人体可有可无之物，且不论脂肪还造就了无数美食，使人大饱口福，也使人的生活平添许多乐趣。不过从如今人们健康的现状而言，则应了一句"过犹不及"的古话。脂肪固不能或缺，但亦不能过量。如今我国经济发展，民众生活改善，据健康学家研究指出，我国民众脂肪摄入量超标甚多。脂肪的摄入要减少，美食还需保持，这就要看烹饪专家的高招了。

中国是讲求美食的国度，不过以往多讲求的是"美味"，而浅见以为：真正的"美食"应该是"美味"加健康。

就饮食中脂肪一事而言，并非不可有，实为不能多尔。

别污名肥胖

　　人的体态环肥燕瘦本是各有所好之事，在我国除了古代那位"好细腰"的楚王之外，过去的审美观是以胖为美的多，至少在民间是如此。这可能是与千百年封建社会并未真正让芸芸众生吃饱肚子有关。

　　到了现代，社会进步生产发展，人们衣食不愁了，加以美食的诱惑，人们摄入营养过剩，于是超重、肥胖者越来越多。偏是西风东渐，慢慢地人们却变得以瘦为美，甚至追求骨感美了。而医学界却又发现这肥胖竟是如今许多严重危害人们健康的慢性病的根源，肥胖与高血压、高血脂、高血糖并列，合称为"代谢综合征"，甚至有人称之为是"死亡四重奏"的第一乐章……

　　口诛笔伐的结果是肥胖跌入了低谷。人们观察到肥胖的人大多食欲良好而动作迟缓，于是认为肥胖是"多吃少动"的结果。甚至科学界亦附和了这一说法，并给出了食物能量转化的理论：营养学家精确计算出摄入一克脂肪能产生多少卡路里的能量、一克蛋白质能产生多少能量……而运动学家又能算出步行两千米要消耗多少能量、打一场篮球消耗多少能量……能量不灭，消耗不完的能量变成了脂肪，多吃少动造就了肥胖，证据确凿。

话说多了有时会变样，慢慢地在一部分人群中"多吃少动"变成了"好吃懒做"的概念。他们认为肥胖是好吃懒做造成的，认为肥胖者大多意志薄弱，经不起食物的诱惑以致饮食过量，肥胖者大多不思进取以致动作迟缓、工作效率低下，他们大多不能自律，难于改善身体的状况……肥胖被污名、肥胖者被歧视。

2019年3月4日的"世界肥胖日"，一个由肥胖问题专家组成的国际小组发表了一份联合声明，呼吁：终结与肥胖相关的"普遍的、根深蒂固的社会性'污名'"。该声明得到了美国内分泌医师学会、美国糖尿病学会、美国代谢和减肥手术学会、美国内分泌学会、英国皇家医师学会、英国糖尿病学会、英国肥胖学会等世界各地一百多个专业学会的支持。

倒不是言必称欧美，这声明确是他们发起的，一是说明了他们比较关注医学的人文属性，但也是说明了他们那儿"污名"的情况比较严重。据调查：欧美的肥胖人士中19%～42%在教育、医疗、职场甚至家庭中遭受过因体重问题导致的歧视，在女性中尤为显著。声明指出，肥胖是一种疾病，人们应该善待患有这种疾病的人，医学更应该努力帮助这些患者解决疾病带来的痛苦。

作为一种疾病，应该有它特定的病因、病理，有它的临床表现，有它发生、发展的规律，有它诊断、治疗的方法。肥胖确是基本符合的，尽管它的病因尚待进一步研究，诊断治疗的方法也待进一步完善。

"肥胖是一种疾病"，医学界是明确的。一般认为，除因其他疾病导致的"继发性肥胖"外，肥胖应视为代谢性疾病，它的发生与遗传因素、高胰岛素血症、环境因素、生活行为等有关，并不能简单地完全归结于"多吃少动"。

以摄入与消耗的能量失衡来解释肥胖的成因，貌似精辟，实际上并不准确，因为各人消化吸收的能力并不相同，多余的能量转换为脂肪的能力也不相同。所以有些肥胖者自我辩解：我喝开水也会长胖，也并非毫无道理，当然他也不可能只喝开水。肥胖之人体重过大，行动自不易敏捷，而且活动时耗氧量增多，但腹部过于肥胖时膈肌上抬、胸壁肥厚者胸廓扩张受到一定的限制，皆可导致肺活量的减少，换气困难，形成组织缺氧与血中二氧化碳潴留，活动能力因而下降甚至嗜睡，严重者可继发红细胞增多、肺动脉高压乃至慢性肺源性心脏病，这一系列病理生理变化名为"肺泡低换气综合征"。所以常谓肥胖者"懒动"，其实也是身不由己的病态表现，人们实在不能予以苛责。

通用的肥胖判定标准是"体重指数"，即体重千克数除以身高米的平方数。东亚地区如我国民众正常应在 18.5～24，等于或大于 24 者为超重，等于或大于 28 则为肥胖。不过这个标准对于肥胖病的诊断而言，的确是过于粗放，因为不适于儿童，亦不适于肌肉发达之人士。亦有直接测定皮下脂肪厚度之法，还可用腹部 CT 评估腹内脏器脂肪含量，甚至采用特殊设备做人体各项密度测量的，但简便准确的诊断标准尚有待制订。肥胖症诊断确定之后，虽说"多吃少动"并非肥胖的全部病因，但改变生活行为：适当控制饮食、增加活动仍属必要，肥胖症者需在医生指导下采用药物或手术治疗，但如何规范肥胖症的治疗，亦尚待专家们达成共识。

肥胖是体形的问题，美丑并无定论。肥胖症属于疾病范畴，的确需要科学的诊断标准、规范化的治疗方案。"多吃少动"确与肥胖有所关联，但并非肥胖症之全部病因。不过，从预防的角度而言，却是极应引起关注，并应努力纠正多吃少动的生活行为。

肥胖问题需引起全社会的重视，但应消除对肥胖的污名，使肥胖者得到尊重，使肥胖症得到有效的防治。

音频
《脂肪与肥胖》

下篇

健康的

生活行为

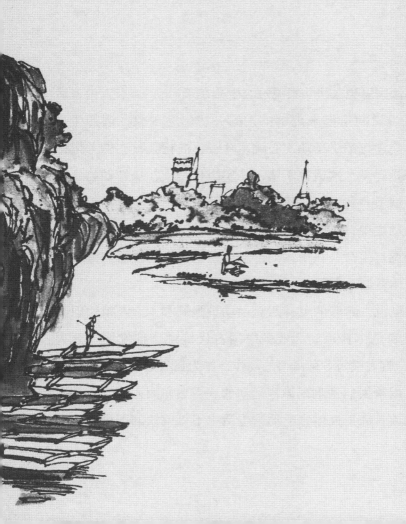

体育运动收获健康

法国思想家伏尔泰说过"生命在于运动"。有人说这话应从哲学的角度来理解：人的一切生命现象，诸如生、老、病、死都是运动，心跳、呼吸、消化吸收、思考记忆也都是运动。这话也不错，其实岂止是人，一切动物、植物、细菌、病毒、江河湖海、日月星辰，世间万物无一不在运动之中，并非有生命之物才运动。不过，伏尔泰老先生强调"生命"在于运动，恐怕还是指人的生命与健康离不开体育运动之意。

虽说古希腊的奥林匹克运动更强调和平、友谊，但其本质确是体育运动无疑。中国古代传说华佗发明"五禽戏"，教人模仿各种禽兽的动作，作为强身健体之用，足证自古以来人们是重视体育运动的。当然亦因人而异，欧洲的贵族、绅士视体育运动为生活中不可或缺的部分，而大众终日辛劳，事实上已无多余体力从事体育运动了。到了近代，工业革命兴起，机械逐步代替了人力，人的体力支出减少，产品又丰富了起来，人们衣食有余，体育活动遂逐渐普及，带有竞技性的体育活动更加容易受到青睐。

不过时至今日，人们的休闲方式多样，体育活动终究费时、费力，不如看电视、打麻将、玩手机、网聊之闲适。因此，若非对此有足够认识者，仍多不重视。当然，如今工作压力大，生活节奏快也是原因之一。

将体育运动比之于休闲，实在并不适合，因为体育运动的基本功能在于强健身体，非其他休闲形式所能替代。体育运动使人肌肉发达、四肢灵活、思维敏捷、心肺功能提高、平衡能力加强，增强了人体抗病的能力，自然有了延年益寿的作用。

体育运动甚至还直接有着防病治病的功效。以目前最常见的威胁人们健康最大的"代谢综合征"而言，体育运动便是主要的预防措施之一。所谓"代谢综合征"，即肥胖、高血压、糖尿病、脂肪代谢紊乱，同时或先后在同一个体中出现的病征。而"代谢综合征"的结果往往便是心脑血管病，诸如冠心病、心肌梗死、脑卒中等。"代谢综合征"常常发端于肥胖，肥胖固有一定的遗传背景，但多吃、少动则是主要的诱发因素。故从预防而言，遗传因素既不能改变，饮食控制的空间亦是有限，因为人们也需要一定量的营养来维持生命、生活、工作的需要，因此体育运动则实在是预防"代谢综合征"必不可少的举措。还有如今在中青年中颇为多见的脂肪肝，更明确是一种"生活方式病"。若肝功能正常者，甚至无需服药，只需运动减肥即可治愈。

用于强身健体的体育运动多提倡全身运动，以使身体各部分的功能都得到锻炼，如游泳、拳操、球类、跑步等。其剧烈的程度以中等强度为宜，即希望通过体育运动，加速呼吸、循环，以使得有更多的氧吸入体内，促进人体新陈代谢，亦即所谓"有氧运动"。由于此种运动并不过于剧烈，故也需要有一定的持续时间，以达到一定的运动量才好。对一般民众以强身健体为目的的运动而言，运动量需要达到一个"3、5、7标准"，即每次运动的时间应不少于30分钟、每周应不少于5次这样的运动、运动后的心率应达到每分钟170减去运动者的年龄（例如40岁者应至少为每分钟130次，30岁者应至少为每分钟140次）。此外，运动者还可根据达到此标准的运动后恢复情况略做微调，即运动后心跳的速率应在10分钟内恢复正常，情绪饱满、并无明显疲惫之感。若不然，则可稍减运动量。当然，运动尚需持之以恒，"三天打鱼两天晒网"必无效果。

至于做何种运动最好，据认为游泳是很好的运动，打拳亦多推崇，广场舞也是一种运动，还有人称"走路是最好的运动"。不过运动项目的选择应该因人制宜、因地制宜，方是道理。走路确实是一种运动，不过运动量终究有限，年轻人、有运动基础的可能还需做些其他稍剧烈一点儿的，如慢跑、打球之类的运动。对老年人、过去无运动基础的人也许可以说"走路是最好的运动"。不过作为运动的走路，绝非闲庭信步式的散步，而应是昂首挺胸、大步流星的"健走"，通常希望能达到每分钟80～100米的速度。

运动学家还认为：除了通常说的有氧运动外，最好还应该有些"抗阻力"的运动，即以锻炼肌肉为目的的运动，如引体向上、推拉杠铃、使用弹簧拉力器，乃至提物、负重等。其目的倒不在于练出一身健美的肌肉，而是增强肌肉的力量、减少肌肉的萎缩。人到中年以后，蛋白质合成功能减弱，性激素水平改变，体力活动减少，这些都导致肌肉出现退化的迹象，平时静坐不动的则会更加明显，及至老年肌肉萎缩的"肌少症"甚至是许多老人生活不能自理的原因。而预防肌少症，则自年轻时即应开始，预防之法即锻炼肌肉。

我国民众大多习惯清晨锻炼身体，大致是因"闻鸡起舞"的文化传统，表示勤奋之意。近来人们意识到太阳升起之前的空气未必新鲜，同时由于夜间睡眠之时人体各器官功能多处于休息状态，忽而投入运动，多不相宜。一些高血压者甚至还有"晨峰"现象，即清晨血压最高，清晨做体育运动实非适合之时间。运动学家认为最宜体育运动的时间应为上午10～11时、下午4～5时。当然，这一时间对许多工作人员而言则难安排，不过一天之中总宜安排出时间来做些体育运动才好。

运动之前应有一定的准备：既不宜空腹亦不宜饱餐，衣着不能过多，亦不能过少，一双适合的鞋至为重要。做较为剧烈的运动前应做一定的准备运动，在运动进行中应该思想集中，以策安全。运动后应该酌量饮水，并做些轻缓的活动用来过度，不宜立即躺卧，出汗多的应沐浴更衣。

体育运动，事关健康。健康不会是天上掉下馅饼，而在于人们的自觉争取，体育运动虽或劳力、费时，但却是争取健康的重要手段，一分耕耘一分收获，体育运动收获的是健康，而健康是无价的。

健走

缺少运动是现代人生活中普遍存在的一个问题。由于缺少运动，加上饮食过量，肥胖已成泛滥之势。胖些本无所谓，"环肥燕瘦"各有所好，无需别人置评。不过现代科学研究发现，肥胖于健康殊为不利，不仅过于肥胖之人行动不便、心肺功能下降，而且肥胖能引发糖尿病、高血压、脂代谢紊乱，又继而导致动脉粥样硬化、心脑血管病，甚至与一些癌症如大肠癌、乳腺癌、前列腺癌、子宫内膜癌等亦有关系，而这些都是严重危及人们生命健康的疾病。肥胖一事，已非个人喜好与否，而是属全社会都应关注的公共卫生问题了。

预防肥胖、减轻肥胖之法，不外控制饮食与增加运动两项，即"管住嘴、迈开腿"。控制饮食自然十分重要，控制的重点是控制脂肪与糖类的摄入，不过肥胖之人亦需有足够的营养摄入以维持生命之需，所以欲预防、减轻肥胖，饮食之控制其实"空间有限"，运动乃是关键所在。通过运动消耗掉体内多余的能量，不使之转化为脂肪在体内积存，甚至可以迫使体内脂肪分解，化为能量以供体力活动之需而达减肥之目的。

说起运动，我国民众并不陌生，这些年来在各种竞技体育的国际赛事中，我国体育健儿屡创佳绩。在民众的健身运动中太极拳、八段锦等传统的运动项目，只在部分老人中坚持，年轻人似乎对这种动作缓慢、需要凝神聚气的运动兴趣不大。近年来自印度亦需凝神聚气的瑜伽，倒引起部分青年人的兴趣，不过能坚持锻炼者少，而且亦只是小众的活动。马拉松赛跑在中青年中颇有人气，但终究平时坚持锻炼者少，临场"重在参与"者多。游泳需有一定设备条件，公共泳池卫生堪忧亦让人裹足不前。打乒乓球需有对手，打篮球更需队友，这些过去为青年人热爱之运动如今受到场地或流行所限。所以要推荐一种适合多数人员，简便易行之健身运动似亦不易。

近年在健康教育中常提到的一句话是："走路是最好的运动"。除了婴儿与瘫痪的人外，路，人人会走，若非卧床不起，路也人人在走。那么"闲庭信步"也是运动吗？也有益健康吗？似乎并未有明确的说法。事实上，"量"与"效"的统一，是科学的基本原则，没有量便没有效。用于强身健体的走路也应该达到一定的量，方才有效。

"健走"是一种用于锻炼身体的、以"走路"为形式的运动，此种运动数十年前即已有之，不知何故，近许多年来较少提及。健走，是一种介乎散步与竞走之间的运动形式。其要领有三：姿势、速度与时间。健走之姿势是要求行走时昂首、双目前视，挺胸、收腹，自然地前后挥动双手，迈开大步，以足跟先行着地，而后脚掌再跷起足尖离地而行。速度的要求因人而异，通常对健康的中青年而言，应为每分钟 90～120 步，对老年人、体力衰弱者、初涉此项运动者可为每分钟 70～90 步，而对以减肥为目的者则最好达到每分钟 120～140 步。运动的强度大致是达到：感到呼吸急促，但尚能说话的水平。至于健走持续的时间，认为每次至少应在 30 分钟以上，对实在工作繁忙只能排出零星时间者，则每次健走活动至少也应持续在 10 分钟以上，并每日至少 3 次。若以运动量计，专家们认为每日步行应有 8 000～13 000 步，其中属于"健走"形式者至少应有 5 000～8 000 步。若能持之以恒，必收强身健体之效。

　　健走运动加速了呼吸、心跳，经常锻炼可以提高心肺功能、促进各器官的血液循环、增加身体各组织的新陈代谢；由于运动了肌肉，更多消耗了能量，有利于减肥亦有利于增加骨密度、促进骨骼的健康；健走还能增加人体活动的协调性，使人心情愉悦。

　　健走在速度、运动量的要求方面可有较大的幅度，技术要领亦不难掌握，因此适合男女老幼各类人群，甚至包括病情稳定的糖尿病、高血压等慢性病患者。当然此类人员参加健走运动应先征求经治医师的意见。

参加健走运动虽无需过多装备，但一双软硬适中、大小合脚的鞋至为重要，衣服宜透气、轻便。若较长时间的健走，宜备一便携式水壶以便适时补充些水分。有一种棒状物，称为"健走杖"，健走时两手各执一棒，行走时以臂助力，亦达到运动上肢的目的，亦可取。

健走运动之时间以上午 10 时后或下午 4 时后为好，雾霾天气时不宜。健走之地点宜选郊外或绿化地带，车辆甚多之道路两侧则不宜。

健走运动之前不宜空腹亦不宜饱餐，事先最好做点准备运动，如原地跳动、拉伸肌肉等，健走后亦宜作些恢复运动，如举臂、抬腿、缓行之类，不宜立即坐卧。

独自一人自然也可作健走之锻炼，但如能呼朋唤友结伴同行，则能更增兴趣，亦有益友人健康，岂不两利。

健走适合多种人群，简便易行，健身效果明显。

迈开腿，换双鞋，喝杯水，让我们健走去吧！

有何良医可比

过去疾病多数是感染性疾病，病因是细菌、病毒之类，预防之策是讲究清洁卫生。如今之病则多与人之生活行为相关，甚至称为"生活方式病"。预防之法为摒弃不良生活行为。今人之不良生活行为中"多吃少动"常受诟病，许多疾病与之相关。所以追求健康之人应有合理之饮食，积极的运动。

如今危害民众健康的主要疾病是一些如心脑血管病、糖尿病、癌症、慢性呼吸道疾病等慢性病，据报道：此类慢性病后果严重，已占我国人口死因的85%。

慢性病可治，但难彻底治愈，最好是预防。预防疾病需明确其病因，方能做出针对性措施。现已查明：慢性病的发生有患者体质方面的"易感"因素，即对致病因素较别人更为敏感。但关键还是致病因素。这些致病因素绝大多数都在人们的生活行为之中。此说固让人们不安，然而，亦正是告诉人们此类疾病可以预防。

众所周知，脂肪摄入过多、吃得太咸，与动脉粥样硬化、高血压有关，而动脉粥样硬化、高血压则是心脑血管病（如冠心病、心肌梗死、脑梗死、脑出血等）的基础。吸烟、酗酒与癌症关系密切。而多吃、少动则是糖尿病的诱因。

"管住嘴"固然是重要的，但空间有限，饭也还得吃，营养也需要。所以"迈开腿"就更显得重要了。迈开腿，只是"运动"的一个代名词，运动不仅仅局限于走或跑，当然走或跑确实也是很好的运动。运动的作用，还不仅在于预防糖尿病，运动能加强心肺功能、促进新陈代谢，运动使人动作利索、关节灵活，运动还能愉悦身心、预防抑郁症。故运动医学界最近提出一个响亮的口号："运动乃良医"。曾任美国运动医学会主席的罗伯特·萨利斯博士说："假如你只能做一件事改善你的健康，那么这件事就是运动"。外国人用的是倒装句，直说就是"运动是改善健康最佳之法"，也就是"运动乃良医"的意思。

那么，如何运动？从运动医学的角度看，有益健康的运动是指有若干大块肌肉参与的、可以增进心肺功能、促进新陈代谢和改善神经内分泌调节的动作。也就是说需要有一定的强度。如果仅仅是动动关节、扭扭头颈的"活动"，则恐除活动关节外，其他有益作用不多。当然这里强调的是需要有一定的量，能达到这个量的活动，如做家务、上楼、步行倒是也可以，并不强调一定是进行特定的体育锻炼。

达到怎样的量，才是适合的运动呢？我国相关机构发布了《中国成人身体活动指南》，其中提到一种叫"千步当量"的估算方法：以每小时4千米的速度、行走10分钟（约1 000步）为一个"千步当量"。该指南推荐一般成人每日应有6～10"千步当量"的运动。若采取慢跑或游泳（中速）作为锻炼的，则3分钟为一个"千步当量"，即推荐每日慢跑或游泳18～30[3×（6～10）]分钟。负重快走5分钟、体操6分钟、骑车（中速）7分钟、拖地板8分钟为一个"千步当量"，每天的"运动"推荐为6～10"千步当量"，则不难算出各应进行多少时间。

每天推荐为6～10"千步当量"的运动，是对"一般"成人而言的。肥胖者需减肥，恐每日至少需10个"千步当量"。老年人，若年轻时无运动基础的，则可减少些。慢性病发生并发症的或暂不宜运动。总之，提倡运动，并强调运动需有一定的量和持之以恒，但也需"因人而异"和避免运动伤害。

据研究：运动能使乳腺癌的发病风险下降50%、结肠癌发病风险下降60%、阿尔茨海默病发病风险下降40%、心血管病发病风险下降40%、脑卒中发病风险减少27%、糖尿病的发病风险减少58%。有何"良医"可比？

音频
《运动乃良医》

分餐益老宜少

一家人共餐传染疾病的可能虽不如在外聚餐之大，但仍有可能。浪费菜肴也许不是主要问题，但剩下来的加热后再吃，其实也不卫生。家中共餐还有一个很重要的问题一直被忽视了，便是对家人营养摄入的控制问题。

如今许多家庭中对于孩子的饮食通常都很放任，饮食过量又缺少活动，于是养成了一个个的小胖墩。不但体育成绩不佳，还为日后的动脉硬化、冠心病、糖尿病埋下隐患。现在我们常常指责"洋快餐"，其实在家中的饮食过量乃是胖墩的基础。一碗肉上桌，孩子多吃一些家长也不便指责，孩子不吃蔬菜家长也难发现，因为是混在一起吃的。

有些孩子十分挑食，这不吃那也不吃，或许还容易发现，若是稍稍吃一两筷，在共餐的情况下也就很难发现了。等到发现孩子发育不良，或是贫血，经过医生追问这才回忆起"这孩子饮食是不正常"。

在一般家庭里，对孩子吃的情况还比较注意，对老人饮食的关心就比较少了。老年人食欲多不旺盛，加上牙齿残缺，咀嚼不便，饮食问题甚多，共餐时若不特别留心老人的饮食问题，很容易被忽略，即使留心了，也较少"定量"的概念，最多是劝老人们"多吃一些呀"。其实老人的健康很大程度上取决于营养的摄入，而营养摄入的情况在共餐的条件下一般就难正确掌握了。

其实不仅老人，即使一般成人，食欲好坏也是一个重要的健康指标，当然食欲好坏自己知道，但在共餐的条件下，同样也缺少量的概念，家庭成员也不易察觉，缺少了一家人在饮食上的相互关心的条件。

这些老老少少的问题，其实一旦实行分餐制就都解决了。谁的一份不够吃，合理的就加些；不合理的也要引起警惕是什么原因，患了糖尿病还是甲状腺功能亢进？要不要请医生诊断？谁的一份吃不完，是什么原因，就该研究研究，总是吃不完的，他的营养情况就该关心了，该采取什么办法补救的就该采取，该请医生帮助的就要请医生帮助了。谁的盘里只剩下蔬菜或是只剩下肉，说明他挑食，若大家都剩下这个菜，下周可就别做这个菜了。

卫生专家提倡了多年"公筷制"，一般家庭多不重视，即使试行也难坚持，因为"公私难分"，稍不留心，公筷就放到自己的嘴里去了，于是只好作罢。当然办法还是有的，比如专门生产一种特别长或是手感绝对两样的筷子作为公筷，或许会好些，但是控制营养的问题并未解决，所以与其推行公筷，还不如推行分餐制。

当然分餐制也会增加些麻烦，比如洗碗的工作量就增加了，用快餐盘省事些，但是似乎又缺少点雅致的氛围，能不能生产一些精致的其中有分隔的瓷盘，一盘装几种菜，既不串味，洗涤起来也方便呢？我想应该是可行的吧。

据说20世纪30年代科学巨匠爱因斯坦曾到访中国，有关方面设宴款待。爱因斯坦对菜肴之精美赞不绝口，但一桌人共吃一个碗里的菜、共喝一个碗里的汤却让他难以接受，以为以中国之文明是不当如此的。

不过"共餐"这事却似乎从未引起国人的重视，上至政府大员、下至黎民百姓，革新的、守旧的，讲究营养的、崇尚卫生的，皆未将这事当成"一件事"来考虑，当然，中国要考虑的事太多、太多。

到了20世纪90年代，澳大利亚的两位科学家发现有一种叫做幽门螺杆菌的细菌，它们能抵抗胃酸与消化酶，在人的胃黏膜中植根，损害人的胃黏膜。慢性胃炎、胃及十二指肠溃疡甚至胃癌都肯定与它有关。胃病在我国是个面广量大的病，据估计我国至少20%的人口一生中曾患胃溃疡或十二指肠溃疡，若论慢性胃炎就更多了。这些胃病常常迁延难愈，或是治后容易复发，而且还有一定的癌变风险。

研究证实：感染了幽门螺杆菌的人，胃里有幽门螺杆菌，牙垢里也会有，唾液里也会有，在呕吐物和粪便中也查到了幽门螺杆菌。所以相信接触呕吐物或粪便后，用污染的手进食，或者呕吐物、粪便污染了水或食物都可能造成幽门螺杆菌的传染，即幽门螺杆菌可以经口传染！

流行病学家发现，贫穷、居住拥挤、环境卫生不良是容易感染幽门螺杆菌的相关因素。在发达国家一般人群中，幽门螺杆菌的感染率为 10%～20%；而在不发达国家则高达 60%～70%；我国估计也在 60% 左右。我国如今经济发展，民众生活与环境卫生都有很大改善，何以幽门螺杆菌的感染率不低？

卫生专家注意到：一群人用筷子在公共的菜碗或汤碗中取食的共餐制，是造成幽门螺杆菌相互感染的重要途径。此说在对居住在墨尔本的华裔人士的调查中已经获得了证实，他们的经济状况、居住及环境条件应该说都不错，但幽门螺杆菌的感染率远高于当地的其他族裔人士。

人的口腔其实是一个细菌大本营，除了这幽门螺杆菌外，近年又发现口腔中的卟啉单胞菌，可能与阿尔茨海默病（老年痴呆的最常见类型）、食管癌等有关。此外，还有许多不致病的细菌，除了细菌还有阿米巴，甚至乙型肝炎表面抗原都能在唾液中查到。本来人们口腔中的细菌不尽相同，但是共餐的结果却是"人有我亦有"了。对于一些致病菌而言，共餐便是传播的途径。

2020 年暴发全世界的新冠病毒肺炎疫情，促进了我国民众对健康行为的关注，这其中便包括了对共餐习惯不利于健康的认识，一些大型餐馆的餐桌上有了"公筷"的设置。希望不要随着时间的推移，对此淡忘。

"公筷"的办法难于坚持，除少数就餐者缺少卫生意识外，主要的还是在于容易"公私不分"，吃着吃着公筷放到自己的嘴里去了，别人发现似乎也不便提醒，自己发现莞尔一笑也就罢了。所以"公筷"实应改为"公勺"或者某种便于夹菜但不便入口的工具，而且每人面前应有空盘，桌面上的菜用公勺取了放在盘中而后享用。虽略烦琐，但更显文雅。其实，在社交场合用餐时的风度亦是现代文明标志之一。

有些星级宾馆、高级餐厅，由服务生逐一"派菜"，中餐西吃，近似于西餐的用餐办法了，当然是好，只是服务费要加上去了。当然增加服务人员，多造就社会就业机会也是好事。

若非十分正式的交际场合，其实倒不如还是自助餐好，想吃什么拿什么，喜欢吃的可以多吃一点。国人喜欢一桌共餐是为了热闹，或是为了讨论一件事情。其实自助餐也可以相识的人围坐一桌，自行取食、同台相聚，一样可以热闹，一样可以议事。当然，自助餐也有自助餐的礼仪准则：一次不宜取得太多，即使是你喜欢的食物，也只能少量取用，吃完可以再取，这是照顾其他就餐者应有的礼仪。

新"病从口入"

"病从口入"一词以往用于表述经消化道传染的疾病。欧美国家著名的例子是"伤寒玛丽"的故事：玛丽是个身体健康的家政服务人员，在她帮工的许多人家，几乎家家都有人得了伤寒病，后来查明玛丽是个伤寒病菌"带菌者"，她制作的食物常被伤寒病菌污染，以致"病从口入"，使许多人得了伤寒病。在我国，20 世纪 80 年代上海地区居民生食了被甲型肝炎病毒污染的毛蚶，引发甲型肝炎大面积暴发流行。民众都知道这叫"病从口入"。

如今经济发展，卫生条件改善，消化道传染病明显减少。威胁人们健康的是大量的慢性非传染性疾病，如心脑血管病、癌症、糖尿病及慢性呼吸道疾病等。这些疾病后果远比伤寒病、甲型肝炎之类严重，已成为我国民众主要的健康威胁。其中心脑血管病更是独占 40% 以上，成了威胁我国民众生命最重要的疾病。

这类慢性疾病的发生有一定的遗传背景，但它们并不是遗传性疾病，遗传因素充其量只是使人们对引起这些疾病的致病因素更为"易感"些罢了，发病的关键还在于致病因素的作用。致病因素在哪里？通常的说法是：在人们的生活行为中，如饮食不当、吸烟、酗酒，缺少运动等。其中饮食不当引发的疾病，应该也属"病从口入"之列。

一本权威的《美国医学会杂志》，说它"权威"，是说它发布的研究结果很是可靠之意，发布了一个重要的研究结果：心脑血管病与糖尿病患者的死因半数以上可以归咎于不适当的饮食，并详细给出了 10 种不当饮食在其中所占的份额：高钠饮食 9.5%、坚果类摄入不足 8.5%、加工肉类摄入过多 8.2%、ω-3 脂肪酸类摄入不足 7.8%、蔬菜摄入不足 7.6%、水果摄入不足 7.5%、含糖饮料摄入过多 7.4%、全谷类摄入不足 5.9%、多不饱和脂肪酸摄入不足 2.3% 以及未加工的红肉摄入过多 0.4%。

这组数据十分详实，尽管美国人的饮食习惯与我们不尽相同，但应该说也很有参考意义，很值得我们借鉴。

在这 10 项不当饮食中居首位的是高钠饮食，这一条就很值得我们关注。钠的摄入最主要的是通过作为食品添加剂的食盐（氯化钠）吃进人体。我国民众口味素重，人均盐的摄入量居世界第一；我国民众还普遍使用味精（谷氨酸钠），亦是高钠饮食的重要原因之一。曾有报道美国人均耗盐量每日 3.7 克，而我国则在 10 克以上，若再加上味精（此物许多国家是不用的）以钠而论，何止 3 倍！高钠饮食是高血压病的重要发病因素，与心脑血管病的关系极为密切。最近我国政府发布的"中国防治慢性病中长期规划（2017—2025 年）"中希望达到的目标便有：到 2025 年我国民众人均耗盐量下降 15%，要改变民众的口味，绝非易事，看来仅此一项便任重道远。

肉类摄入过多，在我国几乎成为生活改善的标志。肉类之中我国民众尤喜红肉，而在汉民族中更喜含脂肪丰富的猪肉。我国民众原本有喜食腌肉的习惯，而今由于生活节奏加快，加工肉类更大行其道，且不谈掺杂伪劣之事，即合格之加工肉类之脂肪、盐，过多食用亦皆不利于心血管之健康。

蔬菜摄入不足从另一侧面反映出我国居民肉类摄入过多，如今许多民众日常菜肴中荤菜多于蔬菜已成定势。《中国居民膳食指南（2016）》中指出：每人每日应摄入蔬菜300～500 克，实则在经济较为发达地区一般民众则恐皆不达标。我国各地水果供应充分，但在部分民众中尚缺少每天食用水果的习惯，甚至有以其为"零食"加以排斥的。

全谷类（是指粗加工的谷类）摄入不足的情况在我国亦甚普遍，《中国居民膳食指南（2016）》曾要求谷类食物应"粗细搭配"，但一般民众仍缺少适当吃些粗加工粮食的意识，自然便会全谷类摄入不足。

其他如 ω-3 脂肪酸类摄入不足、含糖饮料摄入过多、多不饱和脂肪酸摄入不足等事实上亦是存在。这些饮食问题其实还不仅是涉及心血管的健康问题，对人体的免疫力、抗衰老能力，甚至防癌等皆有关系。

"他山之石，可以攻玉"，美国人的研究成果自然可以为我所用，饮食与疾病关系密切，警惕"病从口入"，科学的饮食习惯可以带来健康。

节约基因

人类经过几十万年的进化历程才达到了今天的这等模样。站立了起来，把行走的任务交给了两条后肢，即我们的腿脚。这样，两个前肢便解放了，可以做更多的事，便是我们的手臂和手。拇指和其他四指的动作是相对的而不是并排，于是可以做许多精细的工作，便成了真正的手。大脑发达了，尾巴也消失了。当然人类的进化也并非十全十美，比如绝大多数男人都没有拳王泰森那么强壮，绝大多数女人也没有伊丽莎白·泰勒那么美貌。当然还有人嫌自己的手不够长，脑袋不够尖。

从人类进化的整个历程来看，前面的几十万年基本上还是处于一个十分艰难的时代。人和其他的动物一样，需要付出相当大的体力，或爬树采摘野果，或奔跑以追逐野兔，否则他必饿死。这时候的人也必须爬上树以避洪水，也必须狂奔以逃猛兽，否则他必丧生于洪水猛兽。加以当时的食物必定不够丰富，所以估计那时大概是没有什么肥胖症或是糖尿病的。

距今一万年前，人类进入了农耕社会。人学会了种庄稼，饲养家禽、家畜。一季庄稼收获下来，食而有余，要吃肉可以从饲养场里牵来牛羊，宰了就是。所以逐渐地便有一些人可以不必为了获得食物而自己去耕种，自己去狩猎了。他们可以干些别的活，比如造房子、做衣服，乃至后来写诗、作文章，做官、当老爷。而且人们群居，逐渐形成了村落、社会。野兽退避山林，不敢轻易来犯，人们体力活动大减。到了近代社会，科技发达，不但生产劳动已经毋需过多体力，便是日常生活中的许多体力活动也被汽车、电梯、洗衣机给省却了。

体力活动的减少，使人的生活更加舒适安逸，当然是一种进步，不过也带来了问题。人的生理活动需要能量，心脏不断地跳，肺不停地呼吸，脑子也不停地想着事情。即使是夜里也还会做梦，当然需要供给它们能量，就像汽车要加油，高铁需要电力一样。人的这些能量只能从饮食中来，每天吃进去的糖、脂肪和蛋白质的相当大的一部分是用来转化成能量供应身体活动需要的，当然也有一部分用来支持身体的生长和细胞的更新。体力活动的减少使得能量大大地节约。糖、脂肪、蛋白质便在身体里面积存下来。而且人能够将糖和蛋白质都化为脂肪来贮藏，因为一克脂肪所产生的能量是一克糖或一克蛋白质的 2.25 倍。这和贮存一吨黄金的价值比贮存一吨木材高的道理一样。这种仓储经济学的原理，人体无师自通地运用得极好。主持这项仓储工作的基因，称之为"节约基因"，我看称之为"贮存基因"更名符其实。这个基因的作用在食物匮乏的时代来说是十分重要的，如果某天得到的食物多，吃不完要坏掉（那时没有冰箱），只好吃下去，超过身体的需要就由"节约基因"把它化为脂肪贮存起来；某天没有食物，贮存的脂肪可以化为能量供应身体的需要。真是妙不可言。人类经过了几十万年的进化才得到这样的本领。

问题是现代人食物并不匮乏，在许多发达国家，几乎是"取之不尽，用之不竭"。而且人们把进食作为一种享受，各种山珍海味、美味佳肴，大饱人们的口福。而体力活动减少，能量被大量节约下来，在"节约基因"不适时宜的作用下大量地转化为脂肪贮存起来，于是便成了个胖子。胖一点倒也罢了，但是胖到了一定的程度，一动便心慌、气喘，那么就是肥胖病了。肥胖是糖尿病、高血压的诱发因素，肥胖还常与脂代谢紊乱及其导致的动脉粥样硬化、冠心病、脑梗死、脂肪肝等并存，已成危害人类健康的严重问题。据美国国家卫生研究院统计，全世界因与肥胖有关的疾病死亡人数每年约 200 万，在美国即约 30 万，几乎仅次于美国人因吸烟而引起的死亡人数。

几千年来，全球的温饱问题并未得到根本的解决。"节约基因"的作用确实在延续个体的生命、种族的繁衍方面起了很大的作用。如今随着我国经济的发展，大众在基本上解决了温饱问题之后，视美食为享受，食品丰富，进食过多，而体力活动减少，能量入大于出，忙坏了"节约基因"，统统都将其化为脂肪贮存起来。人类几十万年进化的历程中用于贮存能量应付食物不足的基因，这回却帮了倒忙，造就了无数的肥胖和疾病。

其实我们也不能怪罪基因。人体内还有一种"肥胖基因"（我认为其实应该叫做"减肥基因"才对），这个基因能产生"瘦素"，顾名思义，是让人瘦的激素，瘦素可抑制食欲和脂肪物质的吸收，促进脂肪的转化，但是它终究敌不过人类对美食的追求，大量的食物吃进来，又严重缺少活动，能量大大地过剩。虽然"瘦素"努力工作，终究无可奈何。

所以要解决肥胖的问题，看来得"节源开流"。首先得控制饮食，不但需要控制脂肪饮食的摄入，我们吃的米饭、馒头、鸡、鸭、鱼、肉、鱼翅、海参这些属于糖类、蛋白质类的食物也都在控制之列。因为它们都能产生能量，能量消耗不完也都会变成脂肪贮存下来，这是"节源"。而"开流"是指增加体力的活动，我们自然不必去做那些简单的、重复的体力劳动，但应该增加体育锻炼。体育锻炼指全身性的活动，如果达到一定的量，并能持之以恒，则能消耗多余的能量，减少它们转化为脂肪贮存下来的可能。甚至已经贮存在身体内的脂肪，也能被动员出来消耗掉。因为"节约基因"贮存脂肪本意便在用于供应身体能量之需的嘛。

"节约基因"在人类进化的历程中通过能量的贮存，应付了食物的匮乏，功劳大焉。但在食物丰富的今天则又造就了成千上万的肥胖，以及许多与肥胖相关的疾病。人类的进化确非尽善尽美。但人是万物之灵，人应该能控制自己生活行为。

饮食有度，适当运动才能有益健康！

胆囊炎、胆结石患者的吃

胆囊，在腹腔的右上方，悬吊于肝脏之下，约鸡蛋大小，是贮存胆汁的仓库。肝脏的重要功能之一是帮助消化食物，分泌胆汁便是实现这一功能的重要措施。胆汁中有许多消化酶，其中帮助脂肪消化吸收的酶最为丰富。如果没有胆汁的帮助，脂肪很难被消化吸收。胆汁由肝细胞分泌出来，经许多细小的肝管收集汇总，送到总肝管，再经胆总管送入十二指肠，与食物中的脂肪混合，实施其帮助消化的功能。

肝细胞昼夜不停产生胆汁，胆汁如涓涓细流，不断流入十二指肠之中，如果此时并未有脂肪吃进来，则这些胆汁便被白白浪费掉，而如果有大量的脂肪摄入，肝细胞分泌之胆汁一时又供不应求……显而易见，这里缺少的是一个能贮存胆汁的仓库。不过，造物主已经有了安排，在肝总管与胆总管相交之处安排了一个胆囊作为此用。胆汁先被贮存于此，一旦含脂肪的食物进入十二指肠，十二指肠便会分泌一种名为"胆囊收缩素"的物质，胆囊收缩素，顾名思义，能使胆囊收缩的物质。胆囊一收缩，胆汁便被排到十二指肠中去，与脂肪食物会合，开始了脂肪的消化过程。这一系列的过程，浑然天成地日复一日，年复一年地进行着。

　　人的肠道中寄生着数以万亿计的细菌，这些细菌良莠不齐，多数是无害的寄生菌，有的甚至能帮助人体制造某些维生素、调节肠功能，被称为"益生菌"。但也有致病菌，不过通常并不能逆流而上进入胆囊。但在某些特定的条件下，比如人体抵抗力下降、胆汁分泌过少、十二指肠中此类细菌之量过大、细菌毒力过强等等，细菌便有可能进入胆囊，形成胆囊炎。胆囊发炎后的炎性分泌物与胆汁中的如胆色素、胆固醇等结合还可能形成胆结石。而胆结石又能妨碍胆囊的收缩，而加重胆囊炎。故胆囊炎、胆结石往往并存，而且狼狈为奸。胆囊炎发作时可有右上腹部疼痛、发热，亦可出现黄疸。胆结石若在胆囊中，可以毫无症状；但若在胆囊颈部、胆囊管或胆总管中移动，则可能导致胆绞痛发作；若造成胆总管阻塞则必定会出现黄疸。这里我们看到胆囊炎、胆结石引起腹痛是因为：一是细菌在胆囊中发炎，二是胆石在胆囊管或胆总管中移动。并不关脂肪什么事，但是，吃了脂肪类的食物会使胆囊炎、胆结石发作又是怎么回事呢？

　　原来在胆囊发炎时胆囊壁上会有许多炎性渗出物，这些物质会使胆囊壁与周围形成粘连。如果胆囊炎反复发作，那么这胆囊壁就和周围的组织粘在一块儿了。当吃了脂肪类的食物，胆囊收缩时便会引起牵扯性的疼痛。当然，若是有胆结石在胆囊管或胆总管中也可因进食脂肪类食物后，大量胆汁排出时推动胆石移动而致胆绞痛发作。所以进食脂肪类食物并不会使胆囊炎发作，而只是使疼痛发作而已。当然事情并非如此轻松，疼痛难忍的结果，让所有的胆囊炎、胆结石症患者视脂肪食物为大敌。而且口口相传："不能吃油"。

　　如今体格检查盛行，超声波查出不少无症状胆囊炎、胆囊内小结石者。结果这些人也听说：不能吃油。当然少吃点油腻的食物可以减少脂代谢紊乱及动脉粥样硬化的机会也是好事。不过，脂肪也是人体必需的营养素之一。长期绝对忌食脂肪食物的结果，必定形容枯槁，必须溶于脂肪才能被吸收的维生素 A、D、E、K 严重缺乏，以致新陈代谢紊乱、抵抗力下降。其实像这种胆囊炎、胆结石与脂肪饮食无关，因为他们并没有胆囊壁与周围的粘连，胆结石也不在胆囊管、胆总管中，完全不必杞人忧天，担心摄取脂肪饮食诱发疼痛。

　　事实上，进食些脂肪类食物可以促使胆囊时常收缩，胆汁得以常常更新。所谓"流水不腐、户枢不蠹"，胆汁成为流动之水，自然有利于胆囊炎症的消退，甚至有利于胆囊中小结石的排出。临床医生给胆囊炎、胆结石患者服用的"利胆药"，也只不过希望患者肝脏能多分泌点胆汁，对胆道系统多点冲刷作用而已。其实这些药物的"利胆"作用，恐远不及吃点脂肪所导致的胆囊收缩来得直接。

所以，胆囊炎、胆结石患者不妨吃点脂肪类食物试试。相信绝大多数皆无问题，有利无弊何乐不为。当然，一吃就痛者例外。

世间事皆需分别对待，胆囊炎、胆结石患者需不需要禁忌脂肪食物亦是如此。

无需担心酸性与碱性

人类是杂食性动物，动物性的、植物性的食品都吃，于是人的食物有荤素之分；中医根据阴阳五行学说，认为食物有凉性与热性之别，大致上依其形与味而定，比如芹菜其色青绿、入口清凉，自属凉性食物，而辣椒色红，入口则灼热，故属热性之食。不过近来屡见于网络、报刊的，却是又多了一个酸与碱的分类。并谆谆告诫食物必须酸碱搭配，而且认为时下人们荤菜吃得过多，而荤菜则皆为酸性，于是形成"酸性体质"，而酸性体质则是"万病之源"，"亚健康"即由此而生。

生理学研究表明，人体血液（准确地说是血浆）的酸碱度（即 pH）为 7.35 ~ 7.45，也就是说是偏碱性的。不过却并不能说人应该是碱性的，或者说是碱性的体质。因为血液固然偏碱，尿液恰恰偏酸，尿的 pH 约为 6.5（在 4.5 ~

8.0 之间为正常）；而胃液更是酸得厉害，pH 为 0.9～1.5。对健康的人而言，这些几乎都是恒定的，人人如此、年年如此、日日如此。体现了人体内环境的稳定性。

把食物捣成浆、挤出汁，自然也可以测定它的 pH。植物性食物中多含草酸、动物性食品中多含肌酸，其实大多是偏酸性的。但大可不必担心，吃了这些食物，人也变酸了。因为人体内有强大的缓冲系统足以维持人体内的酸碱平衡。人体内的缓冲系统十分精细、复杂。有碳酸氢盐系统、磷酸盐系统、血红蛋白与血浆蛋白系统，而支持这些系统发挥作用的则是肺与肾。可以这么说：只要肺与肾的功能正常，人体便无或酸或碱之虑。

碳酸氢盐系统是 HCO_3 / H_2CO_3。人体内大约含有 600 毫摩尔的 HCO_3，这些 HCO_3 能中和大量的酸，形成 H_2CO_3，而 H_2CO_3 则很容易分解为水（H_2O）和二氧化碳（CO_2），从肺、从肾脏排出去。而肾脏能不断产生 HCO_3 以供中和酸之用。

磷酸钠系统是 NaH_2PO_4 / Na_2HPO_4，NaH_2PO_4 为弱酸可以中和碱，并经肾脏排出。

血红蛋白与血浆蛋白系统亦是酸碱平衡的缓冲系统之一。血红蛋白脱氧成碱性，即可中和酸。

维持酸碱平衡的器官是肺和肾。肺排出二氧化碳可以维持血浆 pH 的恒定，一旦 pH 下降（变酸），人体的呼吸中枢即兴奋起来，将二氧化碳多多地排出，体内的 H_2CO_3

便立即分解，pH 便即正常。当然如果肺功能丧失，二氧化碳排不出去，那便有可能酸中毒了，此为呼吸性酸中毒。肾脏排的是尿，尿不单是水，尿中有大量的蛋白质代谢产物——组织胺，这些胺是人体内重要的酸性产物，如若肾功能丧失，排不出去，于是就会产生酸中毒，此为代谢性酸中毒。肺功能丧失见于呼吸衰竭，肾功能丧失见于尿毒症。岂是健康的人吃点什么食物就能使人体一会儿酸了，再吃点什么食物又碱了的呢。

时下的说法是现代人吃的肉类食品和脂肪过多，而这些食物都是酸性的，以致形成"酸性体质"，所以吃了酸性的食物便要吃碱性的食物，以便酸碱中和。什么是碱性的食物呢？有说是蔬菜和水果。多数蔬菜含有草酸，不少水果甜中带酸，怎么被看成是碱性的呢？据说是将它们烧成灰以后用酸或碱性溶液来滴定的结果，由于蔬菜、水果中多含钾、钠等矿物质，当有机物被灰化时，矿物质变成了碱性的无机物保留了下来，滴定的结果自然是碱性的了。其实，人体对食物的消化吸收和生化代谢的过程，除能量的释放外，并不完全等同于燃烧，许多有机物参与了代谢的过程，最终也并非完全化为灰烬，而食物中的无机物也未必被全部吸收。所以这种将食物分为酸碱性的说法并不被学术界公认。至少，从生理学的角度看，人不是一支玻璃的试管，滴几滴酸进去就酸了，加点碱进去就中和了。人体能维持自身内环境的稳定，就像人能维持体温不变一样，所以人才是万物之灵嘛。

当然劝人不妨多吃点蔬菜、水果是不错的，但大可不必因为吃了一块肉，就赶紧吃块豆腐来中和。因为北极的因纽特人只吃动物性食品，并不会全酸了，大和尚也不是碱性的。

痛风患者的吃

中医治病，常有"忌口"之说，即告诉患者有哪些东西是不能吃的，而现代医学对患者则多无此要求，故民间有"中医忌口、西医不忌口"之说。其实此说也不尽然，患肝病者"西医"也是劝他戒酒的，患肾病者也是要他少吃盐的。还有些代谢性疾病：如脂代谢紊乱者，劝其进低脂饮食；甲状腺功能亢进者告之其忌食含碘丰富之食物等。其中告诫最为严格者为痛风病。

痛风病典型的表现为：突然发作的关节红、肿、疼痛，因其疼痛发作突然，如风袭来，故称之痛风。其病因尿酸之结晶沉淀于关节腔中所致，严重者尿酸尚可引起心、肾等脏器的损伤。尿酸本应通过肾脏从尿中排出，故被称为尿酸。但若血中尿酸产生过多或肾脏排泄能力不足，则尿酸便在血中积蓄，形成"高尿酸血症"。若尿酸过度饱和，便形成结晶析出，则痛风发作。

故欲预防痛风，得先降低血中尿酸的含量。欲降低血中尿酸的含量，不外是减少尿酸的来源与促进尿酸的排泄。而两者之中又以前者为主，除非肾脏有病，尿酸之排泄并无问题，只是由于血中尿酸过多，超出其排泄之能力而已。

要预防痛风的发作，便应降低血中尿酸的含量。"内源性尿酸"来自人体的新陈代谢，衰亡的细胞自应充分降解消除，这部分尿酸不能、也不应削减。能控制的只有从食物里来的"外源性尿酸"了。人吃的食物，无论主食、荤菜、蔬菜都是生物体，都有细胞核、都含核酸，又如何是好？

办法还是有的：将那些核酸中含嘌呤高的食物作为高尿酸血症者、痛风者的食物禁忌。于是有了此类患者忌海鲜、啤酒及豆制品之说。谁说"西医不忌口"？见了高尿酸血症者、痛风者都会谆谆告诫这些东西不能吃。

痛风旧称"王侯之病"，多见于生活富足者，当是与进食富含嘌呤之食物过多有关。如今我国经济发展，人们生活富足，食品极大地丰富。痛风，这只"旧时王谢堂前燕"也"飞入寻常百姓家"了。近年，我国痛风患者猛增，在经济较为发达的地区，高尿酸血症者更是普遍。当然如今科技进步，可用药物治疗，或增加尿酸的排泄，或减少尿酸的生成，皆颇有效。

但为预防痛风的发作，患者的饮食仍需加以注意。不过，以往是以该食物中嘌呤的含量作为取舍的依据，凡嘌呤含量高者列为禁忌、含量低者认为可食。而如今是从食用的实际效果，依其食入后是否确实增高了血尿酸的含量或确实引发了痛风，来定其取舍。

典型的例子要算豆制品了。大豆中因富含嘌呤，故以往便将大豆及其制品皆列为痛风患者忌食之物。如今则发现豆制品在制造过程中其嘌呤已经所剩无几，而如豆腐等豆制品中的某些成分甚至有利于促进尿酸的排泄，即使如大豆等直接食用亦不明显增高血尿酸的含量。故 2012 年美国风湿病学会发布的"痛风患者饮食宜忌"中已不将其列为禁忌。

动物类食品中所含游离脂肪酸与血中尿酸结晶结合，方是痛风发作的主因，因此动物的内脏，如肝、肾等被列为"应避免的食物"，海鲜如沙丁鱼、贝类等以及牛、羊、猪肉等则被列为"应限制的食物"。

啤酒仍应避免，其他烈性酒甚至所有酒类皆应避免，因为如今认为"酒精是导致痛风的主要原因"。

果糖可以加速嘌呤的生成，故含糖饮料及果汁为"应避免的食物"，而一般水果为"应限制的食物"。

奶制品食用量大者，痛风发病率低，不过以低脂、脱脂奶为宜。已被列为"鼓励食用"之列。

咖啡能抑制生成嘌呤的酶，故亦鼓励食用。茶似无此作用，不过多饮水亦有利尿、增加尿酸排泄的作用。

　　从单纯以某种食品嘌呤含量高低决定痛风患者的饮食宜忌，到以某种食物食用后是否确实增高或降低血尿酸的水平来判定宜忌，是营养学的进步，也体现了人类对客观世界认识的进步。这个进步对控制血尿酸的增加、防止痛风的发作、促进人类的健康是有益的。

老人呛咳

气道与食管在咽喉部分共用一个通道。

经过数万年的进化，如今人类身体的构造与功能可以说是十分健全，甚至可以说是十分精妙的了：为了收集声波，在头的两侧长有耳壳；为了保护眼球，眼睑可以闭合；为了阻挡灰尘，鼻孔中长出鼻毛……不过百密难免一疏：人的气道与食管在咽喉部分却是共用一个通道的，这就难免会造成一些紊乱。气体进入食管倒还问题不大，至多会引起嗳气罢了。食物进入气道可麻烦了：大的食物可能阻碍呼吸，若无急救之法可能一命呜呼；小的食物深入支气管、细支气管，带进细菌、引起肺炎，此种肺炎又称"吸入性肺炎"，乃是因为吸入异物所致。

不过，造物主也有安排：气道是时时要用的，故这咽喉通道"全年无休"，为之开放。进食时或口中有物时，口中之物的信息传入大脑，大脑经分析后判定吐出或是咽下，若是决定咽下，大脑会指令咽喉部位一系列的肌肉作协调性地收缩，将其送入食管，此时并有一个叫"会厌软骨"的结构盖住气管的开口，让食物通过时不致落入气管，当然此时呼吸暂停，亦不能发声或说话。食物经过后气道重新开放。这一系列协调的动作，精妙之至，且为人的本能，与生俱来，无需学习。

小孩顽皮，进食时嬉笑或哭闹，偶尔亦可有食物误入气道之事，多引起一阵呛咳。呛咳乃是人体防卫异物进入气道的本能，多数能将食物咳出。若是较大的异物进入气管，呛咳无效时应立即送急诊救治。成人之后即少有此种情况发生了，问题在于老年人：据生理学家研究，人到中年之后，咽喉部肌群协调性收缩的能力即开始有所下降，到老年以后渐趋明显，以致有些老年人进食或饮水时都会引起呛咳。若将误入气管之食物咳出，自然是好，若不能咳出，由于气道不像消化道之中有胃酸等可以杀菌，由食物带入之细菌则可在其中引发炎症，形成吸入性肺炎。

别以为肺炎好办，用抗菌的药物即可治愈。须知高龄老年人体力衰退、免疫力不济，这"吸入性肺炎"甚至常成生命终结的催命符。据统计在80岁以上的高龄老年人中，固然他们多患有一些慢性疾病，但直接因"吸入性肺炎"致命的约占半数。

老年人呛咳重在预防食物或饮水误入气道。

当然有些人的呛咳与神经系统的病变如脑梗死、帕金森病、阿尔茨海默病等相关，这些疾病亦多发生于老年人。还有的老年人感觉迟钝，口中积聚许多唾液，不知及时下咽，以致流入气道。也有人患胃食管反流症，餐后常有食物、胃液等自食管中逆流而上，进入咽喉、误入气道等。所以对于时常呛咳者，应就医诊治，呛咳本身是一种保护性反应，并无需治疗。就诊的目的是检查有无引起呛咳的神经系统疾病或胃食管反流症等，若有应予治疗。

对多数有呛咳症状的老年人而言，多系参与吞咽动作的肌肉协调能力下降所致。故对此类老年人应着重预防食物或饮水误入气道，预防之要点为：无论进食或饮水，甚至吞咽唾液皆需注意力集中，心无旁骛。进食宜细嚼慢咽，饮水切勿匆忙；进食时宜心态平和，勿生气发怒，亦忌开怀大笑；进食时宜尽量少讲话，古人有"食不言"之说，看来是有道理的。

呛咳即是参与吞咽动作的肌肉协调能力下降所致，近有某日本康复学者提倡练习"喉咙体操"之法，通过低头、颔首并推额头、抬下巴的动作达到训练咽喉部肌肉的目的，认为或可改善这一症状。不过"推额头、抬下巴"引起咽喉肌肉的动作，终是被动的，不经过人体神经系统协调的运动，何如经常、随时多做"空咽（无物吞咽）"

的动作呢?

呛咳是身体的保护性反应，但在老年人却潜藏着一个关乎生命健康的大事。故对此极需引起老年人及其家属的关注。

走路防跌

如今我国已经步入老龄化社会。老年人多发的心脑血管病、糖尿病乃至癌症等疾病备受关注。其实，在老年人中高发的伤害事件，亦极应引起老年人及家属乃至全社会的关注。

老年人体力衰退、反应迟钝、手脚不利索，在日常生活中遭受意外伤害的机会较年轻人要多。

在众多的伤害中，跌倒是最常见，也是常常带来严重后果的伤害。小孩子跌倒了，"在哪里跌倒就在哪里爬起来"，孩子骨骼韧性好，一般极少发生骨折。但老年人不同，因为老年人骨质疏松，一旦跌倒很容易骨折。

特别对于高龄老年人，尤其是跌倒后导致下肢或脊柱骨折，以致卧床不起者，可能产生一系列的并发症，如肺部感染、尿道感染、压疮等。除可因骨折引起脂肪栓塞外，由于不能活动，全身血液循环缓慢，还容易导致血栓形成，阻塞重要血管，引发心、脑、肺的梗死问题。骨折还可引发"应激性溃疡"，导致胃出血。至于便秘、食欲下降、心情焦虑或抑郁等亦甚常见。老年人多有些慢性病，此时往往加剧。故老年人跌倒导致骨折，以致卧床不起者，确实问题多多，甚至有不低的死亡率。

既然老年人容易骨折是因骨质疏松引起，那么就应该治疗骨质疏松。所以老年人应该多吃些含钙质丰富的食物，多晒太阳，以利身体合成维生素 D，帮助钙的吸收。必要时还可应用一些减少钙从骨骼中流失的药物等。但是多数是缓不济急，预防跌倒方是要义。

老年人之所以容易跌倒，除了一些因特殊的神经系统的病变外，许多是因肌肉无力、肌肉萎缩引起。据研究，我国老年人肌肉萎缩，即所谓"肌少症"的情况颇为普遍。肌少症是许多老年人丧失生活自理能力的原因，也是老年人容易跌倒的根源。肌少症治疗乏策，关键在于预防，预防之法一是锻炼、一是营养。

锻炼，通常是提倡"有氧运动"，如拳操、跑步、快走等。不过，为预防肌少症，还提倡做些肌肉锻炼，即"抗阻运动"，在健身房里用拉力器等的器械运动即是。如今许多居民小区都有健身器材，多有此功能，应该充分利用。在自己家中备个弹簧拉力器也能锻炼肌肉，甚至躺在床上、坐在椅子上有意收缩肌肉，也是锻炼之法。当然应该反复进行达到一定的运动量并持之以恒。

对老年人预防肌少症而言，蛋白质和糖分是不能缺少的营养。牛奶、鸡蛋应不可缺少，鸡、鸭、鱼、肉亦应适当摄取。老年人亦需保证一定的食量，万不可节食。

练出肌肉或增强肌力也非一日之功，老年人在补钙、练肌力的同时，还是应该强调防跌。

高龄老人应适当减少外出活动，尤当雨雪之时，必要外出时应有人陪同。乘坐交通工具时，上下最宜当心。不过，据统计，老年人跌倒大多发生在家中。

从容易发生跌倒的部位看，一是浴室，二是楼梯。老年人所用浴缸不宜过深，以便出入。在浴缸前放置厚毛巾垫，对出浴时防滑至为重要。浴缸旁可放一凳子，以便出浴后坐下来擦脚。此外，浴室中墙壁上宜多装"把手"，以便把握。楼梯也是跌倒易发之处，老年人应安排住楼下，以减少爬楼的机会，必要上下楼时应注意把握扶手。

从容易发生跌倒的动作看，一是起身，二是攀爬。前者多数是在从卧床到起立的过程中，少数甚至可发生于从坐到立的过程中，老年人起身动作缓慢些便可避免。有些生活尚能自理的独居老年人，有时会有攀爬取物的需要，此时最忌在大凳子上叠小凳子，应该用"人字梯"，当然最好请邻家年轻人帮忙。

老年人用的座椅不宜使用脚下有轮子可移动的椅子，以免"坐空"跌倒。此外，无论居家、外出，老年人所穿之鞋防滑十分重要，在家中穿的拖鞋等较易疏忽，宜多加注意。

古来有"走路防跌、吃饭防噎"之说。防跌与防噎，不止老年人和家属需要关心，全社会都应该加以关注。

警惕老年人的"衰弱综合征"

　　衰老是生命的自然规律，人老了，各项生理功能难免衰弱，所以称之为"衰老"。这个过程一般是缓慢地进行着的。如今国泰民安，民众总体营养水平提高、医疗卫生服务的可及性加强，这个进程也就变得更为缓慢了。许多七八十岁的老年人看上去精神抖擞、耳聪目明、思路清晰、动作敏捷，人们通常称之为"不显老"。当然，事实上他们也老了，只是"不显"而已。衰老是正常的生理现象，不能称为疾病。

　　但是，也有人"显老"，才六十多岁已是明显的老态龙钟了。这多数与遗传因素或营养、疾病因素相关，前者或者可以说"就是这个长相"，后者可能为特定的因素导致的营养不良，其中包括疾病因素（如失治的肝硬化、慢性胰腺炎、炎症性肠病、糖尿病以及某些精神疾病等）。不过，这些疾病导致的营养障碍一般也呈渐进的过程，而且病因明确，理应对症下药，做针对性治疗。

最近医学界关注到一种名为"衰弱综合征"的情况，由于主要见于老年人，故也有称之为"老年衰弱综合征"的，是指在短期内老年人明显地变得衰弱了，其主要表现如下：

动作迟缓、肌力下降：尤以步行能力的下降为明显，老年人行走能力下降常因心肺功能不济所致，表现为动辄心悸气急，此处所指则是一种"迈不开步"的情况，步速明显下降，测试五六分钟，平均每秒钟步速不足 0.8 米，而且还常伴有平衡功能的减退，甚至有容易跌倒的倾向，此多因肌力下降所致。

体重下降：在排除糖尿病、甲状腺功能亢进及刻意减肥的情况下，出现原因不明的体重下降。

出现明显的疲劳感，而且不因休息而恢复，所以往往清晨起床即感疲劳。

免疫力下降：经常感冒并迁延难愈或容易发生各种感染等。

神经系统反应能力降低：如触觉、痛觉的感觉下降或异常，对温度变化的敏感性降低。

精神异常：常表现为情绪低落、兴趣减退，认知能力下降，甚至有幻觉、妄想等。

"衰弱综合征"是在衰老过程中的一个加速衰老的病

症。衰老是一个自然的过程，不能视之为病，但"衰弱综合征"应该理解为疾病状态，而且被认为是老年人"失能"（丧失自理生活能力）的前奏，应该引起老年人自身及家人的关注。

"衰弱综合征"的发生与营养、心理、疾病、药物等因素有关。

营养因素对老年人的健康极其重要，如今多见的是一些老年人对营养问题的错误理解，如：认为老年人无需关注营养，尤其是独居老人无力或不愿认真烹调一日三餐，或听信传言执行严格的素食，或盲目的减肥等。

心理因素在老年人常见的为丧偶带来的孤独、寂寞，以致丧失食欲或有一定程度的抑郁等。

疾病影响消化吸收自不难理解，需加注意的是口腔问题：有些老年人口内牙齿缺失过多，丧失咀嚼功能，或在装配全口假牙时，拔除了残留的旧牙，又长期不能适应活动的新牙，以致只能改用简单的流质或半流质饮食等。

老年人由于肝、肾代谢功能的减退，用药的剂量尤应多加注意，一些非必须的用药宜适当精简，尤其如止痛剂、松弛剂、制酸剂、镇静剂以及某些药效不明的方剂等。

"衰弱综合征"的诊断不靠验血、拍片，全赖日常的观察。而其治疗亦无根本的办法，重点在于预防。预防之法便是努力避免上列可能引发此病的因素。关注老年人的营养及心理状况，积极控制有关疾病等。

此外，适当、积极的运动对预防"衰弱综合征"大有裨益，应努力坚持。运动不仅有利于锻炼肌肉、增强肌力，而且亦有益于提高机体的兴奋性、增进食欲、促进新陈代谢，对内分泌、免疫系统皆有良好的影响。老年人的运动以较为缓和的"有氧运动"为主，如慢跑、快走、拳操之类皆可。为增强肌肉力量并宜做一些有大块肌肉收缩的运动，现在许多居民小区多有些此类运动器材的设置，老年人宜多加利用。此类户外的运动还有利于接受一定的紫外线的照射，有利于人体合成维生素 D，不但有助于钙质的吸收，甚至有益于脂代谢的调节，好处多多。

以上所述是为预防"衰弱综合征"，其实对已形成"衰弱综合征"者，亦需努力参照实行，借以减轻和延缓病情的发展。

"衰弱综合征"目前尚无精确的定义、精准的诊断标准，不过是观察到在衰老的进程中由于种种的原因，有时会发生加速衰老的现象。虽然衰老是自然规律，但人们总不愿意它的进程加速。因此，尽管目前对此病的认识尚属肤浅，但提醒人们关注它、预防它、减轻它肯定是有意义的。

音频
《老年人要
谨防》

盐

"淡而无味"，我国民众是将"淡"与"无味"等同起来看待的。在追求口味的中国，盐成了主要的调味品。在科技不发达的年代，盐更是重要的食品保存剂。结果是中国人均耗盐量世界第一。盐的价格便宜，本来多吃一点也罢，孰料这盐却与健康杀手——高血压密切相关，吃得咸点淡点就不是无关紧要之事了。

我国民众中有些健康知识者，大约对于不要吃得过于油腻，都已经有了一定的认识。大都知道"吃得太油腻、要得高血压"。摄入脂肪过多，容易发生动脉粥样硬化，而动脉粥样硬化将加重高血压。但高血压与盐摄入过多却有着更为直接的关系，这一点却常被忽视。甚至连高血压的患者亦不知道要控盐，在许多健康教育的读物中亦较少强调控盐之事。结果是我国有高血压患者超过3亿，亦属世界第一，而且控制率甚低，其中原因，至少部分是因为患者不知道控盐所致。

吃得太咸，当血液中盐分过多时，人体内的"化学感受器"便兴奋起来，使人感到口渴，于是人便要喝水，水被吸收入血，用以稀释过多的盐分。即使不喝水，当血液中盐分过多时，人体组织里的水分也会通过毛细血管被吸收入血液之中，使血中过多的盐分被稀释，以达成人体"内环境"的平衡。不管是哪种情况，结果皆是使得血液循环的总量增加。一个人的血液量与体重有关，约占体重的7%～8%，平均约有4 000毫升的血液。吃得太咸的人，据研究，可使血液循环的总量增加15%～20%，即4 000毫升的血液加了600～800毫升的水。这些液体都要心脏将它们"循环"起来，心脏被迫加强收缩的力度，且不说日久可致心力衰竭之事，即只论心脏收缩力加强，搏出的血液对血管壁的冲击力也就增大，而血管受到冲击力的大小，却是构成收缩压高低的重要因素。当血管中流动着的液体量大，心脏舒张、血管壁回缩时受到的阻力便也增大，便是舒张压增高的原因。

除此之外，当血液中盐分过多时，肾脏便会分泌更多的"肾素"，而肾素则会使得人体内不活跃的"血管紧张素原"演变为具有活性的"血管紧张素"。顾名思义，"血管紧张素"是使血管紧张的物质。血管紧张的表现便是血管收缩，血管收缩了，血压就会升高。就好比：孩子长大了

（血液循环的量加大），旧衣服穿在身上会觉得"紧绷绷"，偏偏这衣服又缩水（血管收缩）了，这就更"紧绷绷"了，也就是这血压升高了。在我国大凡盐消耗量大的地区，高血压的发病率就高，便是明证。

盐摄入过多还与胃病有关。其实我们吃的美味佳肴也只是饱了口福而已，胃只是被动地承受这一切。胃分泌的一层黏液均匀地涂在胃黏膜上，保护着我们的胃。可惜的是这层黏膜却不耐盐，盐能直接破坏这层黏液，使胃黏膜失去保护，酸甜苦辣直接刺激胃的黏膜，甚至致癌物质亦得以长驱直入，胃岂有不病之理。据估计我国约有 1/5 的人一生中曾患胃或十二指肠溃疡，患急、慢性胃炎的便更多了。胃癌甚至曾经是我国发病率最高的癌。胃或十二指肠溃疡、胃炎、胃癌的病因甚多，比如幽门螺杆菌感染便是重要的病因之一，但高盐饮食的摄入确也与之有关。我国胃癌的发病率北方高于南方，恐亦与北方人吃得较咸有关。

当然，人不能不吃盐，世界卫生组织的建议是：每人每天摄入的盐以不超过 5 克为宜。我国的"膳食指南"考虑到我国民众的饮食习惯，提的是：每人每天不超过 6 克。需知这里所谓的 6 克，是以氯化钠来计算的，故除食盐之外，酱油中的盐、咸鸭蛋中的盐、咸菜里的盐等，凡是摄入的盐分皆应包括在内的。据最近的一份资料披露，我国居民每人每天摄入之盐平均为 10.5 克。则是明显地超标了。

以前我国民众食入之盐过多，可能与经济不够发达、食品保鲜技术落后，食用盐腌制的食品有关。而今经济发展，生活改善，每日所食之菜肴增多，也许我们的口味并未变得更重，但我们现在吃的菜，无论品种或数量皆比过去有明显的增加，随着这些菜进入我们体内的盐，也在不经意中明显地增加了。

我国民众对于饮食不宜过分油腻，多数已有些认识，但对于高盐的摄入对健康的影响则多数并不知晓。所以通常说到饮食宜清淡，多只理解为不可过于油腻，其实不仅是少油，其中这个"淡"字是少盐之意，是万万不可将其"淡化"了的。

或许精确控制一天食入多少盐是有点困难的，但至少"吃得淡些有益健康"，应成为我国民众的共识。

烟

在以往的控烟宣传中大多强调了吸烟会引起癌症的问题，自然是不错的。但是吸烟之害不仅仅在引起癌症，吸烟亦是心脑血管病的重要病因之一，吸烟与慢性呼吸道疾病的关系更加密切。据我国卫生行政部门调查，严重的、可致命的心脑血管病，癌症与慢性呼吸道疾病及糖尿病，构成了我国居民死亡的主要病因，占全部死因的 85% 以上可以说，这些疾病皆与吸烟有相当的关系。

引发癌症

原来吸烟一事考诸历史，说是哥伦布发现新大陆时，从南美洲的玻利维亚带回了烟草的种子在欧洲种植，时当大航海时代，吸烟遂逐步在全球流行起来。如此算来这吸烟也应有了五六百年的历史了。不过人类真正认识吸烟的危害却是近几十年之事。

吸烟之盛行应在第一次世界大战之后，其时发明了卷烟（香烟）并制成了卷烟机，火柴亦得以广泛使用，使吸烟变得价廉和方便了，于是从达官贵人到贩夫走卒都吞云吐雾起来。而且随着医药的发展，人的寿命延长了，于是吸烟的危害逐步暴露出来，并开始受到人们的关注：1961年美国医学会杂志发表名为《吸烟可能是支气管肺癌的发病因素》的研究论文，开启了系统研究吸烟危害之先河。1964年美国卫生及公共服务部发布的健康白皮书指出：吸烟危害健康，应设法减少烟草的消费。甚至直到1994年美国食品和药品监督管理局才正式认定尼古丁的成瘾性。

吸烟的历史五六百年，认识吸烟有害健康才60余年，而且最初及相当长的一段时间里，医学界的认识也只是局限于"吸烟会引起肺癌"。

近年的研究表明吸烟不仅与肺癌有关，吸烟是致癌因素中的"大户"，喉癌、食管癌、膀胱癌、肾癌、胰腺癌、肝癌、乳腺癌等的发病因素皆与之有关。肿瘤学家研究认为人类癌症的发生甚至近四成应归咎于吸烟。故若不控烟，防癌之事即无从谈起了。

引发心脑血管病

20世纪80年代人们研究动脉粥样硬化发生的机制时发现：脂肪类物质不是简单地停滞在动脉之中导致动脉堵塞，引发心脑血管病，而是钻入动脉血管壁中导致动脉粥样硬化，进而引发心脑血管病，脂肪钻入血管壁中的先决条件是动脉血管壁最内层的膜即内膜的损伤。这血管的内膜之所以容易"破损"，年龄大了、用久了是原因之一，高血压和糖尿病也是原因之一，吸烟也是重要的原因之一。

烟雾中含有许多一氧化碳，一氧化碳进入人体后，与红细胞中的血红蛋白结合，形成碳氧血红蛋白，使红细胞丧失运送氧的能力，以致人体组织缺氧，而缺氧恰恰是血管内皮损伤的一个重要原因。故吸烟者动脉粥样硬化往往发生得早和严重。而组织缺氧又刺激骨髓制造出更多的红细胞来，试图弥补，但在缺氧情况下的红细胞往往呈"钱串"状，使血液的黏度增高。血黏度的增高使血液容易在血管中凝聚，形成血栓，脑梗死、心肌梗死常因此而起。而烟雾中的尼古丁还能收缩血管，本来已经不甚通畅的冠状动脉，再加血管收缩，冠心病能不发作吗？控烟宣传中常说，吸烟的人发生肺癌的危险比不吸烟的人高出 8～10 倍，其实吸烟的人发生心肌梗死的危险比不吸烟的人至少也高出 8～10 倍！

引发慢性呼吸道疾病

其实除了癌症、心脑血管病外，慢性阻塞性肺病，即老慢支（老年慢性支气管炎）、肺气肿、肺心病（肺源性心脏病）等一系列的慢性肺部疾病的发生更与吸烟关系密切，甚至据估计吸烟者最终发生此类疾病的概率在 70% 以上，其危害当不在癌症与心脑血管病之下。

预防慢性呼吸道疾病，治理大气污染自然是重要的，但是直接吸入的"小气"污染能不重视吗？吸烟吸入了大量的烟尘微粒，气管、支气管的黏膜被迫大量分泌黏液，甚至淹没了纤毛，微粒倒是粘着一些，但却不能轻松咳出。而这些黏液之中富含黏多糖等营养物质，又在人体内保持37摄氏度的恒温，恰好给细菌、病毒的生长提供了一个极好的温床。气管、支气管是"对外开放"的空间，细菌、病毒一旦进入，气管、支气管炎便即形成。吸烟不停，炎症不消，于是形成慢性气管炎、支气管炎。慢性气管支气管炎进而形成肺气肿、肺源性心脏病、呼吸衰竭等，统称为慢性呼吸道疾病。在我国这种慢性呼吸道疾病，占居民死因之第三位。而这慢性呼吸道疾病，十之六七是由吸烟或被动吸烟造成的。

吸烟也与糖尿病有关

烟雾中的毒素吸收进入血液，流向身体各处，其危害不仅在肺部及心血管，也明显地损伤胰腺，胰岛的β细胞受损，可引发糖尿病。烟民中糖尿病的患病率明显高于不吸烟的人，而且烟龄越长者发生率越高。

我国居民主要死亡病因的前3位疾病竟然无一例外，皆与吸烟有肯定的关系。故欲预防此类致命的疾病，若不控烟，势必劳而无功。据估算目前我国每年约100多万人死于吸烟相关疾病。最近我国控烟协会，发布了《控烟与中国未来》的文件，该文件预测，到2050年这一数字可能将达 300 万人。

　　吸烟将让中国每年丧失数百万生命，人命关天，岂能漠然视之。如今科学昌明，吸烟对健康的危害，真相已大白于天下，而且对尼古丁成瘾的解脱尚可寻求医药的帮助。人是理性的动物，应该可以在健康与屈从于尼古丁依赖之间做出正确的选择。

酒

"少量饮酒有益健康"——其实不然。

"少量饮酒有益健康"，在我国是一句很流行的话。因为大家都知道大量饮酒对身体不好。大量饮酒不好，那么少量饮酒好不好呢？从推理上来说，就应该是好了。嗜酒诸君自是赞成，这样喝酒就有了理由。酒商方面按说应该反对，"少量"饮酒必定会影响他们的生意，但是他们终究不敢冒天下之大不韪说"大量饮酒有益健康"，不过，实行下来他们窃喜，原来这酒是会越喝越多的，并毋需鼓吹大量喝酒好。

国人善推理，推出个"少量饮酒有益健康"的说法来。外国人爱研究，有人研究发现：经常少量饮酒的人心血管病的死亡率低于大量饮酒者，亦低于不饮酒者。更有人研究谓是红葡萄酒中含白藜芦醇等抗氧化物质，故而有益健康，尤利于预防心血管之疾病。此说一出，售酒、嗜酒诸公皆喜。因之"少量饮酒有益健康"之说似乎凿凿有据，广为传播。

不过如今终究已是科学理性时代，大量饮酒有害健康并不能得出少量饮酒就有益健康的结论。再者少量饮酒之人必定生活优裕，关注健康或医疗条件亦好，非生活贫困无酒可饮或生活潦倒滥用酒精者可比，他们心血管病的死亡率低些未必与少量饮酒有关。红葡萄酒中或因含有某些抗氧化物质而有益健康，但"没有量，便没有效"是药理学的原理，那么需要喝到多少红葡萄酒才能有益健康呢，达到此量之时，身体还能吃得消吗？

少量饮酒并非无害

那么，退而求其次：即使少量饮酒无益健康，但由于量少，总应无害健康吧。这倒也是，既然"没有量，便没有效"，那么，同样应该"没有量，便没有害"，偶尔喝点酒对身体并无大碍。所以确实也有"戒烟限酒"的说法，限，限制之意，限于少量、限于偶尔。可惜国人，甚至包括部分学界人士，对这"限"字只强调了"限于少量"而疏忽了"限于偶尔"，甚至给出每日饮酒限于多少的"安全剂量"来。其实，人体对酒精的代谢能力各不相同，并无对人人均皆适合的"安全剂量"。而且若不强调"限于偶尔"，则嗜酒者日日饮酒，酒精毒害将在体内积累，形成慢性酒精中毒。已有研究报道：追踪观察常年每日"少量饮酒"者，年老之时患帕金森病与阿尔茨海默病的风险远高于常人。

酒精不同于其他饮料，酒精对人体有成瘾性。事实上许多嗜酒者起初大多只是"少量饮酒"，但若经常饮用，便会形成对酒精的依赖，越饮越多而欲罢不能了。国际疾病分类诊断标准提示，若在以往的一年中出现下列诸项中列的 3 项或以上即可诊断为"酒精依赖"，亦即可判断为饮酒成瘾了：对饮酒有强烈的渴望；对酒精的耐量增大；对饮酒的自控能力下降；对原有其他兴趣爱好淡漠；人品、性格改变；当体内酒精浓度降低时出现心悸、手抖、恶心等症状。"晨饮"，即尽管前一日晚上喝过酒，因一夜之后次日早晨体内酒精浓度有所下降，而亦需饮酒的现象，更是酒精依赖的明证了。

我国饮酒者甚众，有调查表明：16.1% 的男性、2.5% 的女性每日饮酒，估计其中相当大的一部分为酒精依赖者。据统计我国每年死于酒精中毒者 10 余万人，占总死亡率的 1.3%；近 30 万人因而致残（主要为慢性酒精中毒引起的痴呆），占总致残率的 3%。1.3%、3% 比例虽不高，但需知这不是疾病、意外、衰老等不可避免因素所致，而是因无知或因被误导形成的不良生活行为所致。

最好是不饮酒

酒精在肝脏中演化成的乙醛是一种"肝毒性"物质，它损害肝细胞，导致肝细胞脂肪变性，形成脂肪肝，若不纠正则可发展为酒精性肝炎、酒精性肝硬化，并有可能导致肝癌。若原患有慢性乙肝、丙肝，则酒精更容易起到"促癌"的作用。

而喝酒也不仅仅伤肝。酒喝多了，脑子糊涂，喝醉了，不省人事，自然是伤了脑子。当然，多数会醒过来，不过也有就此不醒的。酒醉以后醒来，许多人都会感到头痛，究其原因，实在是脑细胞的水肿尚未及时消退之故。故酒精不只是伤肝，酒精也损脑。

酒精对心血管的作用其实更多是负面的。喝酒脸红，只是扩张了面部的毛细血管而已，对心、脑、肾等重要器官的血管并无扩张作用。相反，酒精可以兴奋交感神经，使心跳加快、血压升高，甚至引发心律失常。长年饮酒的人，心肌内脂褐素增加，心肌收缩力减退，发生冠心病后容易心力衰竭。

酒精，尤其高浓度的酒，损伤胃黏膜，导致化学性胃炎。严重的会引发胃出血。

饮酒可诱发胰腺炎，经常饮酒容易发生慢性胰腺炎，发生糖尿病的机会亦多。近年对胰腺癌的研究认为长年饮酒亦是胰腺癌的发病因素之一。

在肿瘤的病因研究中，除了肝癌、胰腺癌外，提到可能与饮酒有关的还有食管癌、膀胱癌、乳腺癌。因此提倡不饮酒，最好是滴酒不沾。

最近著名的医学杂志《柳叶刀》发表关于饮酒与健康

的文章亦明确表述为：最好不饮酒。其实世界卫生组织在评论酒精危害的相关文件中早已明确：即使饮酒对心脏有某些好处，考虑到酒精对肝脏、对神经系统的损害以及引发癌症等问题，不提倡饮酒。

饮酒损害健康，"少量饮酒有益健康"之说并无依据。关爱健康之诸君不可不察。

心理平衡，精神健康

人是万物之灵，这个"灵"字就灵在因为人是一种有思想的动物。人能分析、思考、判断、总结。一个人的思维能力发生了障碍，思想方法发生了偏差，便也是不健康的表现。预防心肝脾肺的病需要身体上的健康，预防思想方法的偏差，则需要心理上的健康。

世界卫生组织给健康下的定义是："健康是一种躯体上、精神上和社会适应上的完满状态，而不是没有疾病和虚弱"。通俗一点说：只是身体健康还不够，还要有精神上的健康，精神健康包括心理健康、情绪健康和道德健康。

心理健康很重要。有的人自高自大，骄傲自满，自以为是，夜郎自大，自认为老子天下第一。请注意这些成语或是俗话当中都有一个"自"字，就是自己以为是这样，实际上并不是这么回事。若自以为是，就可能与现实生活发生矛盾。

比如有个人上了公共汽车，没座位了，坐着的人看他不是"老弱病残"，就没给他让座，他就不高兴了，心想：我对国家这么大的贡献，乘车连个座位都没有，心里就不舒服了，回家之后好几个钟头都不高兴，这能算是健康吗？

还有人相反，妄自菲薄、自暴自弃，总觉得自己比别人矮三分，同样也是不健康的表现。有人疑心太重，有人妒忌成性，都是心理不健康的表现。正确对待自己，是心理健康的关键。

心理活动的外在表现是情绪。能够一分为二地看问题，能够宽以待人、严于律己，心理就会平衡。心理平衡还能促进情绪的健康发展，凡事积极进取，相信办法总比困难多，情绪必定就好。情绪健康是指人应该乐观地、心平气和地看待周围的人与事。有人情绪低落，做什么事都打不起精神来，要当心是不是早期抑郁症。有人看谁都不顺眼，好像人人都欠他200块钱。有人专看现实生活中的不足，总是牢骚满腹，都是情绪不健康的表现。当然，盲目乐观是涉世不深的表现；无端欣快，则可能需要就医检查。

什么是道德健康？道德是一个社会的行为准则，不同的社会可以有不同的道德标准，我们在建设有中国特色社会主义，社会主义核心价值观便是我们追求的道德准则。人的行为若是脱离了道德的准则，也是一种不健康的表现。做人光明正大，做事光明磊落，胸襟开阔，心胸坦荡，所谓"君子坦荡荡"，才是道德健康的表现。

精神健康与身体健康一样需要人们去努力培养，要建立健康的人生观与世界观，这是精神健康的基础。

健康的概念还不止身心健康。世界卫生组织对健康的定义中还有"社会适应上的完好状态"的说法。人是一个"社会的"动物，人不能离群索居、脱离社会，因此也必须与社会相融洽、相适应。大家共同建设一个讲究民主法治、公平公正、诚信友爱、和谐进步的社会，当然是有益于大众健康的。

我们中国人今天正生活在一个政治开明、经济飞速发展的时代，我们当庆幸生逢其时，我们还应该为这个社会的进一步发展各尽其力。为了国家，为了社会，也是为了自己。

凡事积极应对，常常柳暗花明

　　人有精神活动，人是社会一员，精神活动有偏差、社会生活有变动都会影响到人的健康。精神活动反映在心理上，而心理活动又会体现在身体上。失恋了，精神受到打击，情绪低落，一定头昏脑涨，有几位还能食欲大开？社会生活的变故也会影响精神活动、影响生理功能。公司倒闭了，怎能不为前途担忧？忧心忡忡之下有谁能安然入睡？

　　如今社会高速发展，生产方式不断变革，生活节奏不断加快，生存竞争愈发剧烈，人们观念也在日益转变。当然，从总体上说，总是越变越好。但是在某一段时间里、在某一地区内、在某一事情上、某一位或某一些人身上，就难尽善尽美了。

　　就像对传染病有些人有免疫力、有些人缺乏免疫力一样，对于这些社会、生活的变故，有的人顺应潮流、安之若素；有的人则一蹶不振，惶惶不可终日，终致引发精神、心理疾病。在这一系列疾病之中，抑郁症如今发病率最高。据世界卫生组织估计，在综合性医院就诊的各科患者中，约10%患有或合并有不同程度的抑郁症，而在抑郁症者求医就诊者只占30%左右。可见此病确实是多，以至被形容为"心理疾病中的感冒"。不过多数患者并未就医，而且即使就诊亦多诉说身体的某些不适，非专科的医师有时亦难以识别。

虽说抑郁症犹如心理疾病中的感冒，不过却不能掉以轻心。感冒如无并发症，多能自愈，而抑郁症却多需得到医药的帮助，若听任发展，后果堪忧。因此病之特征为与其处境并不相称的心境之低落，而且往往不能自拔，其外在表现可为食欲不振、睡眠不佳、性欲低下等，但实质问题在对世事极度不感兴趣、自我评价低下、自怨自责、甚至时有轻生之念。此病不同于一般的"情绪不好"之时过境迁即可自行调整，而是必须得到心理疏导和药物治疗。

"人生不如意事常八九"。人生在世，哪能事事都顺心如意？即便是在古代农耕社会，也有"野田禾稻半枯焦""卷我屋上三重茅"之类的烦恼事，遑论如今大变革的时代。

如同对于传染病的免疫力一样，抑郁症的发生除社会、生活的变故外，也有对这些变故的"免疫力"上的缺陷。像讲究卫生可以预防疾病一样，人们也应该重视精神的卫生。精神上的卫生包括心理健康、情绪健康甚至道德健康诸方面，心理健康是精神健康的主体，人们应该努力培养积极向上的人生观，摆正自己在社会生活中的位置，这是心理健康的基础。有了健康的心理状态，理解我为人人、才有人人为我，遇事"一分为二"地看待，待人"责人宽、责己严"，自然情绪健康。做事大公无私、光明磊落、心胸坦荡，便是道德健康的表现。

具体说来，遇到社会生活的变故，便应该努力寻求解决途径，对于认定的目标应该积极争取。对于挫折应"一分为二"地看待，"塞翁失马，焉知非福"。心理平衡，换一个角度思考，再加上积极进取，常能柳暗花明。换一个角度思考，不是阿Q精神，而正是心理强势的表现。当然要能做到这些，并非一日之功，需要人们持之以恒地学习、认认真真地思考、切切实实地去做。

积极、向上的人生观，是战胜一切困难的基础。

健康的业余生活

　　工作以外的时间怎么度过，闲暇的时间如何消磨，也是重要的生活方式，而且还有一些专家认为：人与人的差别，在很大程度上与业余时间的利用有关。

　　打麻将在中国很是风行，打麻将要动脑筋，据说可以预防阿尔茨海默病。这话不假，多用脑的人阿尔茨海默病的发病率低些，多交朋友的人比孤独的人阿尔茨海默病的发病率也低些，所以老年人打打麻将倒也不错。不过，打麻将时间不宜太长，坐久了可能会有下肢血栓形成、椎间盘突出之虞；要是夜以继日，影响睡眠就不利健康；如若再有输赢，心里一急血压上升，便有危险了。

　　看电视可以说是我国民众的主要休闲方式之一。看新闻节目可以了解国家大事，看生活节目可以增加知识，看古装电视剧为古人落泪，看外国电视剧为外国人担心，倒也罢了。不过看电视也要注意不宜持续时间过长，看一阵子要站起来走动走动，才能疏通血脉，避免血栓形成。

年轻人喜欢上网、看手机，可以看到很多知识，增长见识，还可以聊聊天以解寂寞。

看小说也不错，古今中外名著可以丰富精神生活，提升文化、道德水准。

业余时间可以学习书画，一则可以陶冶情操、提升品味，二则凝气运笔也有益健康，中国的书画家多长寿，可能便是这个缘故。

钓鱼挺好，种花也不错，饲养宠物也可以。不过，多接触猫狗可能带来传染病；万一被猫狗咬了，要去打狂犬病的预防针，不能大意。

跳舞也好，音乐声中翩翩起舞，国际标准舞的一招一式都有讲究，几圈下来身心舒畅。但跳舞也要适度，不能沉迷其中，否则可能会影响健康。

学习乐器也蛮好，可以自娱自乐，学好了演奏给大家听，与众同乐。练声乐、唱戏曲也不错，不过吊嗓子要到公园去，别吵了邻居街坊。

古人说"读万卷书，行万里路"，出门旅行和读书一样可以增长见识。我们祖国山川壮丽秀美，来到名山大川之地，能激发热爱祖国、建设祖国的激情。人在大自然里活动，心情完全释放，加上爬山涉水，也是锻炼身体，所以旅游有益身心健康。当然外出旅游的项目要依自己的体力而定，也要视经济量力而行。约三五知己，到市郊城外踏青、登高、健走、赏花也都不错。

其他的业余活动还很多，比如摄影、缝纫、烹调、工艺制作、修理电器等，总之都能丰富自己的生活，有的还能造福家人，惠及邻里，使人际关系协调，共建精神文明，当然都应提倡。

增强科学素养、守住健康底线

　　人难免会生病。生了病找医生看，天经地义。不过医学也并非万能，并非任何的病都一定能彻底治好，这就与人们的期望值产生了差距。再者，随着人们物质生活水平的提高，人们不但希望不生病，而且希望更健壮、更漂亮、更聪明、更长寿，这当然也无可厚非，不过医学给出的健康之道是："合理饮食、戒烟限酒、适当运动、心理平衡"，而且要持之以恒。这便让一部分人感到为难，他们希望有便捷的方法立竿见影地达到这些效果。

　　一部分人的愿望与医学实践之间有了差距，于是便有了钻空子的人，他们施尽浑身解数，鼓动如簧之巧舌，抛出种种诱饵，诱使一部分人上当受骗。结果无一例外的是大把的花了钱，但病仍未看好，甚至更加严重；身体亦未健壮，有时还会出现毒副作用。

在疾病医疗方面大致有三类患者最容易中招：

一是一些如糖尿病、高血压等慢性病，这些疾病本有成熟的医疗方法，但却有些人希望能"除根"，这便给"游医"们以可乘之机，他们往往宣称现在常用的药物都有毒性，不能长期服用，而他们却有祖传秘方可以根治。

二是一些难治之症，诸如晚期肿瘤、脑卒中后遗症、一些神经系统疾病等，其实无论中西医皆无良策，但他们则宣称有治愈之法。

三是一些患者不愿启齿之疾，如性病、性功能障碍等。其实此类疾病并不难治，但去那些非正规医院则会消耗大量金钱。

在保健方面宣传最多的是"提高免疫力"，因为在许多人的概念中，免疫力提高了便可以不生病，其实如今威胁人们健康的慢性病皆与免疫力无关。其次便是"抗氧化""排毒"之类，似乎是抗了氧化、排了毒，便可以抗衰老、可以长寿了。还有一类便是针对女性的养颜、针对男性的"补肾"（实为增强性功能的隐喻）等。

这种故弄玄虚的"保健"之法让人损失些钱财还是小事，许多保健品商人还违规宣传他的保健品有治病的奇效，影响患者接受正规治疗，甚至误人性命，就无异于"谋财害命"了。

这些非正规的医疗机构、保健品商人为了达到逐利的目的，也深谙这些容易上当受骗人员的心理，他们或登广告、或网上宣传、或无偿赠书、或开办讲座；或称祖传秘方、或称宫廷用药、或说得自华山老道、或谓哈佛大学最新研究成果；或请"托儿"现身说法、或用"魔术"当场演示……一旦见你入套，或称打折降价、或称赠送大礼。总之直到掏空你的钱包为止。损失点钱事小，耽误了治病事就大了。

对于这种乱象丛生的医疗保健市场，当然希望政府部门加强管理。不过广大民众也应该对此"增强免疫力"，不受其蛊惑。要做到这一点首先是要理解：生、老、病、死是一种自然规律，人对于这个自然规律的干预能力有限，除医疗机构认定的治疗方法之外，说有什么秘方之类多属无稽之谈；争取健康需从健康的生活行为入手，希望通过吃些保健品或是"补药"之类增进健康，多不靠谱。

此外，人们实在应该多学习些保健防病方面的科学知识，而且更需提高科学的思想方法。比如曾见一卖保健品店家演示其所售保健品的降脂功能：取两玻璃杯各置入猪油一块，取某降脂药碾碎置水中，倒入猪油不化解；取其保健品置水中倒入，猪油溶化。众人称奇，纷纷购其保健品，而无一人质疑：果若如此，服了下去人的胃会不会也被溶化？

民众需要从提高科学素养入手，以相信正规医疗机构的意见为底线，保护自身及家人的健康。

怎样才能健康地度过一生

据专家推断，人的寿命可以有 120 年之久。也的确有报道说某地有某老人活到 120 岁的，不过这机会恐怕是比中百万大奖还要低得多的了。

为什么绝大多数的人包括专家们自己，都活不到专家们推算出来的 120 岁呢？这是因为专家们所做的是理论上的推算，而人们是生活在真实世界里，不是生活在专家们的理论里的。在真实世界里有着许许多多影响寿命的因素。

长寿是古今中外人们追求的目标。当然现在人更理智一些，提出来要追求的是健康的长寿。其实从总体上来看，能长寿者大多身体健康，健康者又往往都能长寿。健康与长寿，人们追求的是兼得。

世界卫生组织已经明确指出，健康长寿与遗传及环境因素相关，并且给出了各项因素的权重——遗传占 15%，环境因素中：社会因素占 10%，医疗卫生服务占 8%，自然环境占 7%，人的生活方式占 60%，人的生活方式在其中权重最大。

社会环境包括医疗卫生服务，与自然环境都是公共的，我们每一个人都应该为社会的进步、环境的保护贡献自己的一份力量，但终究非一己之力所能左右。遗传因素倒是自己的，可惜是爹妈给的，每个人自己无从选择。而且至少目前的科学技术水平无法彻底加以改善。这样看来，追求健康的人们只能在自己的生活方式上多下功夫，因为只有这个因素是人们自己所能左右的。生活方式在造就健康长寿的诸种因素之中，恰好又是决定性的因素。换句话说，我们确实能够为自己争取健康长寿。

遗传因素在造就健康长寿的因素中占了 15%。确实，有些人患了某种遗传性疾病，会影响他的健康和长寿。目前医学界只能通过遗传咨询来减少这种病的患儿出生，少数遗传性疾病也已经开始有了治疗的方法。幸而这些遗传性疾病发病率颇低、影响面不大。问题是，随着分子生物学的研究进展，却发现了面广量大的心脑血管病、癌症、糖尿病、高血压之类的疾病与遗传竟有相关。所幸的是，对于大多数这类疾病来说，遗传的只是人体对这些疾病的致病因素的"易感性"，而非遗传了这些疾病的本身。那么这些病的致病因素在哪里？其实很多便是在我们的生活行为之中。人们若有这些疾病的遗传背景，要避免得这些疾病，还是要注意自己的生活行为。比如说肺癌与吸烟有关，肺癌本身并不遗传，但肺癌家族的成员很可能遗传有对烟草中致癌物质的"易感性"，这些成员要预防肺癌，控烟是第一要紧之事，因为他们比别人对烟雾中的致癌物质更加敏感。高血压与盐的摄入过多有关，高血压者的家族成员很可能遗传有对盐的易感性，为预防高血压，他们更应该更严格地控制盐的摄入。在这个意义上说，遗传因素是将责任"甩锅"给了生活行为了。

生活行为与健康长寿的关系不仅关联着某些遗传易感性的问题，即使不明确或不存在遗传易感性，不良生活行为所招致的致病因素积累到一定的程度，仍然会致病、会影响人的健康。吸烟并非只在有肺癌家族史的人群中引起肺癌，高脂肪饮食引发冠心病也并不需要这人家里有人患过心肌梗死。所以为争取健康长寿，应当奉行科学健康的生活行为：合理饮食、适当运动、戒烟限酒、心理平衡。但是，生活行为是一种习惯，一旦形成不易改变。比如合理饮食的问题，我国民众的饮食总体上说来，是脂肪类的食物和能量的摄入过高，而某些维生素和矿物质缺乏。高脂肪饮食常与美食相伴，而美食会诱使人摄入过多，以致肥胖，脂代谢、糖代谢紊乱，使人疾病丛生。但让人克制口腹之欲，何其难也。有运动习惯的人适当运动之后会觉神清气爽，但若无运动习惯者勉力运动之后则必觉劳累而难坚持。烟酒嗜好日久，有依赖性、成瘾性，戒断时会有种种不适，以致嗜好者难下决心。如此种种，正应验了一句西方谚语："人的敌人往往是他自己"。

世界卫生组织在健康的定义中指出：健康是指躯体上的、精神上和社会适应上的良好状态。若在这些生活行为方面难于改变、难于坚持、难下决心之类，事实上也属于精神层面上的健康问题。追求健康的人处世应该有积极心态，积极进取，包括学习了健康的知识，明确了健康的道理，就应该努力去克服困难、身体力行。世界是复杂的，也是丰富多彩的，人生活在这个世界上凡事只有积极进取，才能有所收获，包括健康。

文学家们常常感叹人生苦短，对于历史的长河来说，人生近百年，确实是不算很长，不过今天的我们也应该看到：我们生活在一个社会昌明、经济发展、科技进步的时代，我国民众的平均期望寿命已达 76 岁，经济发达地区甚至已经超过 80 岁，而居世界前列。我国政府发布的《"健康中国 2030"规划纲要》提出到 2030 年我国民众的平均预期寿命还要再延长两年，主要健康指标要达到高收入国家水平。我们生逢其时值得庆幸，不过，健康不是天上掉下馅饼，健康要靠我们自己努力去争取。

音频
《怎样才能健康
地度过一生》

长寿时代，争取做个健康的人。

医学与绘画

医学，关乎人体健康之科学。绘画，将世间万物或设想之物呈现于平面之上的艺术。两者有何相干？实则两者之关联源于"人文"，人类精神层面的活动。现代医学之内容是科学，科学求真，医学服务于人，其行为属善，以科学之真、行服务于人之善，故医学应属于"美"的领域。绘画是一门艺术，艺术追求的是美感。在"美"的领域里两者有了关联。

医学之美，更多的在其内涵。作为医生，这种美需要培养：医学的科学内容需要持之以恒的学习，才能接近科学之真，医疗行为需以患者之利益为唯一指向，方能称之为善。这种求真为善的过程便是"审美"的过程，审是审视，即学习、理解之意，审美便是学习、理解内在之美的过程。从事医学工作之人，若是有备而来者，必多怀有悲悯之心，抱有治病救人之愿，是为善的基础，但在此基础上还需不断提升审美的能力方能完美。

提升审美之能力在于学习，学习政治理论以明确方向，学习科学技术以提升能力。此外，最好还应该学习些艺术，因为艺术本身便是为追求美而存在的，而且艺术能有感人之力：文学能荡涤人的灵魂，音乐能拨动人的心弦，绘画能启迪人的想象力。艺术能励志，艺术也能提升人的审美能力，所以从事医学工作的人应该学习些艺术。

绘画之美很多的洋溢于画面，故最易为人们所接受。当然绘画之美也有许多需要深入学习才能理解的真谛：比如名画《蒙娜丽莎》，毕加索两个眼睛长在同一侧的变形画，什么也不像的抽象画，中国文人画里的变形、稚拙、"意到笔不到"等。但无论是洋溢于画面的美，还是需要学习而领会的美，其功能都是给人以美的感受、陶冶人的情操。情是感情、操是操守，即道德行为，亦即是善的表现。所以在艺术领域里，医务人员学习些绘画的知识，能多些理解艺术之美，对提升其审美能力，甚而之于其医务工作，是很有益的。如果更能画一些，姑且不论其画得如何，当然画得好些更好，则其益更多。

1. 医学诊断需要视、触、叩、听，望、闻、问、切，皆以观察患者之情况为第一要义。而观察则是绘画之本，即使闭门造车，亦必须有对车观察的印象，故医者学习绘画能较易上手，而练习绘画能增强医者对病情观察之能力。

2. 绘画表现世间万物之美，能使医者热爱自然、热爱生命。则能派生出敬畏生命、尊重患者的生命权，努力维护患者生命与健康的意识。

3. 绘画之美能潜移默化地使医生关注自身形象之美、语言之美、行为举止之美，而这在患者心目中则是相当重要的内容。

4. 绘画的技术对于医学的医疗、教学、研究都是有用的。

5. 绘画能缓和医者的职业倦怠。

绘画给予人美的感受，一个人若是经常在美的熏陶之下，也必定会触类旁通、旁及其余。比如说，医生们治病救人，甚为辛苦，但是也常不被患者理解，其中的原因至少一部分是医生们只从科学的、求"真"的立场来审视他的患者，他们不够"美"，没有给患者美的信息：他们可能缺少语言之美，没有给患者以充分的安慰；他们可能缺少行为之美，给患者用了最好的药，但他不知道患者的家境并不宽裕；他们甚至缺少形象之美，不修边幅，让患者缺少信任等。

艺术如绘画，能提高人的审美能力，提升人的道德情操。我以为医学与绘画之关联便在于此。

说说我自己

　　我自幼对于如王维所说："咫尺之图，写千里之景，东西南北，宛而目前，春夏秋冬，生于笔下"的这门艺术十分神往。中学时代，假日携纸、笔、水彩外出写生以为乐事。高中毕业，曾有投考美术院校之想，不过家父则以：做画家成功不易，做医生则好歹既可谋生亦有益于人，终于与以绘事为业之愿失之交臂。直到 20 世纪 80 年代初，改革开放、国家复兴。于我个人而言，工作已积 20 余年之经验，一般医疗处理亦已驾轻就熟，又兼社会进步，描绘祖国大好河山被视为热爱祖国之表现，于是重新拾起旧日之好。

　　风景写生，必在山水之佳处，若遇美景则虽是寒风烈日，亦不回避。曾有友人问及：累否？答曰：乐此不疲。这是真话，做自己喜欢做的事怎么会感到累呢？又有问我：你做院长又做医生，还写医学科普文章，哪来这许多时间？确实，画画是要时间的。上天给予每个人每天都是24小时，怎么利用它，却是各人自己的事。"有所为、有所不为"，要想做好一件事，得放弃另一些事，生活之中，并非每件事的重要性皆是均等的、皆是不可放弃的，我事实上也放弃了很多。

从20世纪80年代，"专攻"钢笔风景写生算起，至今已经30余年，所绘当在3 000幅以上。在上海美术馆两度举办我的个人画展，也两次出版我个人的写生画册，在全国钢笔画展上亦曾多次获奖，在上海的《新民晚报》上还开辟我的一个"钢笔画世界"专栏，每月刊出两幅我所绘之世界各地风光，前后持续6～7年之久，据说尚为读者喜爱。

我是一个医生，我以为医生，最好能有些文艺方面的爱好。医学是一门科学，它的知识来自理性的思维，而艺术则是一种感性的思维。学界公认：理性思维与感性思维相辅相成，必能有益于事业的成就。惜乎我生性愚劣，理性思维不深，感性思维见丰，以致终无所成。

为医生者时时面对患者之呻吟、生死之挣扎，而良医应是"感同身受"的，如是，则心情必多压抑、久之亦必倦怠。而学点艺术，比如绘画，至少一幅画画成，心中必生愉悦之感，而心情的愉悦则将有利于缓解心情之压抑、职业之倦怠。

当然，此生从医无怨无悔，绘画虽有减轻职业倦怠之功能，但于我而言更多的是兴趣。我在退休之后时间有余，对绘画的兴趣更浓。我原来只做一些钢笔风景写生画。近年在朋友们的鼓励之下，在钢笔风景写生的基础上加上了淡彩，成了钢笔淡彩画。还顺手创造了一种"钢笔水墨画"，便是在用钢笔勾线之后再用毛笔以深浅不同的墨色做些渲染。国画家称"墨分五色"，深浅不同的墨色用来表示事物的质感颇为有效。而且钢笔画出的是刚劲的线，毛笔渲染的是柔性的面。再加上点，点、线、面的结合，刚柔相济，似乎效果更好。

承出版社诸君的好意，在这本书中选用了我的一些画，包括钢笔风景速写、钢笔水墨画、钢笔淡彩画。希望读者诸君喜欢。

音频
《说说我自己》

后记

随着我国经济建设的飞速发展，人民群众文化生活水平不断提高，民众对健康问题的关注已成空前之势。健康成了民众对美好生活追求的首要话题，社会自当予以关注和支持。党和政府关注民生，发布了名为《"健康中国2030"规划纲要》的纲领性文件，要将医疗卫生工作的重点从以治病为中心转变为以人民健康为中心，社会各界、医疗部门正在努力实施中。与之相应的是医学科学知识的普及，也应该从普及疾病预防、诊断、治疗的知识，转向普及促进民众健康的知识。促进人类的健康，本是医学的终极目标，普及健康知识当然与之不悖。

我多年来业余时间常写些医学科普短文，近年也在努力朝着普及健康知识转向。有一些短文是为适应部分读者的需要，多数发于我自创的微信公众号"医学科普与文艺创作"之中，读者反映尚好。承蒙人民卫生出版社诸位同志的鼓励，将这些年创作的科普文章结集出版。全书大致上按健康理念、健康话题、健康行为等三部分内容，分为上、中、下三篇，约 10 余万字。其中多数文章虽都是近年所作，但时间跨度前后也有数年，鉴于现代医学日新月异，知识更新很快，而且许多文章为一时有感而发，缺乏统一规划，以致或有轻重偏倚或前后重复之弊。幸得人民卫生出版社诸位编辑对拙作着意收集整理、梳理安排，始得稍能入目。

书稿初成，又承著名文学家、北京大学中文系钱理群教授错爱，以其宏篇作为代序，使本书蓬荜生辉，谨致衷心谢意。

健康一事涉及生理、病理、营养、运动、心理、社会诸多方面，秉辉学识浅薄，不揣冒昧，难免挂一漏万，尚祈诸君阅后多多批评指正。

杨秉辉谨识

2022 年元月

55检